Ratgeber Phobische Störungen

Ratgeber zur Reihe Fortschritte der Psychotherapie
Band 48

Ratgeber Phobische Störungen

Dr. André Wannemüller, Prof. Dr. Jürgen Margraf

Die Reihe wird herausgegeben von:

Prof. Dr. Martin Hautzinger, Prof. Dr. Tania Lincoln, Prof. Dr. Jürgen Margraf, Prof. Dr. Winfried Rief, Prof. Dr. Brunna Tuschen-Caffier

Die Reihe wurde begründet von:

Dietmar Schulte, Klaus Grawe, Kurt Hahlweg, Dieter Vaitl

André Wannemüller
Jürgen Margraf

Ratgeber Phobische Störungen

Informationen für Betroffene und Angehörige

hogrefe

Dr. André Wannemüller, geb. 1980. Psychologischer Psychotherapeut (Verhaltenstherapie), in eigener Praxis tätig und seit 2020 Akademischer Rat am Lehrstuhl für Klinische Psychologie und Psychotherapie an der Ruhr-Universität Bochum.

Prof. Dr. Jürgen Margraf, geb. 1956. Seit 2010 Alexander-von-Humboldt-Professor für Klinische Psychologie und Psychotherapie und Leitung des Forschungs- und Behandlungszentrums für psychische Gesundheit an der Ruhr-Universität Bochum.

Bibliografische Information der Deutschen Nationalbibliothek
Die Deutsche Nationalbibliothek verzeichnet diese Publikation in der Deutschen Nationalbibliografie; detaillierte bibliografische Daten sind im Internet über http://dnb.dnb.de abrufbar.

Hogrefe Verlag GmbH & Co. KG
Merkelstraße 3
37085 Göttingen
Deutschland
Tel. +49 551 999 50 0
Fax +49 551 999 50 111
info@hogrefe.de
www.hogrefe.de

Umschlagabbildung: © iStock.com by Getty Images / legna69
Satz: Franziska Stolz, Hogrefe Verlag GmbH & Co. KG, Göttingen
Druck: mediaprint solutions GmbH, Paderborn
Printed in Germany
Auf säurefreiem Papier gedruckt

1. Auflage 2022

(E-Book-ISBN [PDF] 978-3-8409-2986-1; E-Book-ISBN [EPUB] 978-3-8444-2986-2)
ISBN 978-3-8017-2986-8
https://doi.org/10.1026/02986-000

Inhalt

Vorwort

Dieser Ratgeber richtet sich vor allem an drei Gruppen von Menschen, deren Leben durch Ängste in unterschiedlichen Situationen und die Vermeidung solcher Situationen eingeschränkt ist. Die erste Gruppe bilden Menschen, die starke Angst in sehr spezifischen Situationen haben, wie z. B. beim Fliegen oder bei Zahnbehandlungen, vor bestimmten Tieren, wie z. B. Hunden oder Spinnen, bei Umweltreizen, wie z. B. Gewittern oder Höhen, oder in Bezug auf das Auftreten bestimmter Ereignisse, wie etwa, sich mit einer Krankheit anzustecken oder sich übergeben zu müssen. Die zweite Gruppe, die wir ansprechen möchten, sind Menschen, für die soziale Situationen die Quelle ihrer Angst sind, weil sie befürchten, ein peinliches oder unangemessenes Verhalten zu zeigen oder körperliche Furchtsymptome zu offenbaren und deshalb von ihren Mitmenschen negativ bewertet zu werden. Die dritte Gruppe von Menschen, an die sich unser Ratgeber richtet, teilen Situationen oft in „sichere“ oder „unsichere“ Situationen ein, je nachdem, ob im Falle des Auftretens gefürchteter körperlicher Ereignisse, wie z. B. einer Panikattacke, ausreichend Fluchtwege zur Verfügung stehen oder Hilfe rechtzeitig vor Ort sein kann. Ihnen allen soll das Buch dabei helfen, zu verstehen, wie sich solche phobischen Ängste entwickeln können, was eine „krankhafte“ von einer normalen Furchtreaktion unterscheidet und vor allem, was man dagegen tun kann.

Angehörige und Freunde von Menschen mit phobischen Ängsten sind eine weitere Zielgruppe dieses Ratgebers. Ihnen soll das Buch dabei behilflich sein, die Ängste ihrer Angehörigen besser zu verstehen und Tipps zu erhalten, wie sie ihre Liebsten im Umgang mit der Angst bestmöglich unterstützen können.

Unser Buch versteht sich als Hilfe zur Selbsthilfe. Das Ziel der in Kapitel 1 bis 4 bereitgestellten Informationen ist es, Ihnen als Leser*innen zunächst dabei zu helfen, phobische Ängste und phobische Furchtreaktionen zu erkennen und Sie außerdem dazu zu motivieren, dieses Problem gegebenenfalls anzugehen. Die Möglichkeiten dazu sind vielfältig: Manchmal kann man es allein (dazu können vielleicht die in Kapitel 5.1 beschriebenen Tipps dienlich sein) oder mithilfe von Angehörigen schaffen (hierzu machen wir einige Vorschläge in Kapitel 5.2). Manchmal ist es aber auch eine kluge Entscheidung, professionelle Hilfe zur Bewältigung der phobischen Störung in Anspruch zu nehmen. In Kapitel 5 legen wir dar, warum die ambulante kognitive Verhaltenstherapie, vorausgesetzt sie beinhaltet Expositionselemente, das wirksamste Verfahren zur Behandlung phobischer Störungen darstellt und wie sie strukturiert ist. Diese Beschreibung soll Ihnen einerseits Sorgen und Ängste nehmen, die Menschen vor dem Entschluss, eine psychotherapeutische Behandlung aufzunehmen, häufig begleiten, und Sie andererseits in die Lage versetzen, aus dem Dickicht möglicher Behandlungsoptionen die günstigste und vielversprechendste auszuwählen. Die Chancen stehen ausgesprochen gut, dass Sie mit Unterstützung eines kompetenten Verhaltenstherapeuten oder einer kompetenten Verhaltenstherapeutin Ihre phobische Störung überwinden können (vgl. Kapitel 5.5)!

Als Autoren dieses Ratgebers waren wir bemüht, die Ausführungen, Erklärungen und Behandlungsempfehlungen in diesem Band möglichst anschaulich, allgemein verständlich und hoffentlich auch interessant darzustellen. Gleichzeitig war es aber auch unser Anspruch sicherzustellen, dass alle Angaben evidenzbasiert sind, d. h. auf wissenschaftlich fundierten Erkenntnissen zur Entstehung, Aufrechterhaltung und Behandlung phobischer Furchtreaktionen beruhen. Um eine bessere Lesbarkeit zu ermöglichen, verzichten wir weitgehend auf die detaillierte Nennung von Literaturangaben. Stattdessen finden Sie am Ende des Ratgebers einige Literaturempfehlungen.

Wir wünschen Ihnen eine anregende und informative Lektüre.

Bochum, im Februar 2022

A. Wannemüller
und *J. Margraf*

1 Wie kann man normale und phobische Furchtreaktionen voneinander unterscheiden?

1.1 Was kennzeichnet eine normale Furchtreaktion?

Der Begriff „Phobos“, von dem das Wort Phobie abstammt, kommt aus dem Griechischen („φόβος“) und bedeutet „Furcht“. Sich zu fürchten ist aber erstmal überhaupt nicht unnatürlich oder gar krankhaft. Im Gegenteil: Furcht ist ein wichtiges Reaktionsprogramm, das Mensch und Tier gleichermaßen angeboren ist und den Organismus in Bedrohungssituationen schützen soll. Ein gemeinsames Kennzeichen vieler gefährlicher Situationen ist, dass die Bedrohung zumeist recht plötzlich auftritt und nur wenig Zeit zur Verfügung steht, um darauf angemessen zu reagieren. Furcht entwickelt sich daher in Bedrohungssituationen oft sehr schnell und lässt uns das „Richtige“ tun, ohne dass wir zuvor lange zwischen verschiedenen Alternativen abwägen müssen. Was genau aber ist „richtig“, wenn man bedenkt, dass es doch so viele unterschiedliche Bedrohungsszenarien gibt? Müsste auf diese nicht eigentlich in jeweils sehr unterschiedlicher Weise reagiert werden? Tatsächlich haben alle höheren Lebewesen inklusive des Menschen im Kern sehr ähnliche Reaktionsprogramme in Furchtsituationen entwickelt, die sich durch bestimmte Verhaltens- und körperliche Reaktionen zeigen und die in einer Vielzahl bedrohlicher Situationen gleichermaßen zum Schutz des Organismus zur Anwendung kommen.

Um zu verdeutlichen, wie das Überlebensprogramm Furcht funktioniert und wie fein es auf die jeweiligen Anforderungen einer Bedrohungssituation abgestimmt ist, kann die folgende Szene aus dem Tierreich ein anschauliches Beispiel liefern:

Beispiel

Stellen Sie sich eine Ratte vor, die aus der schützenden Deckung eines Abflussrohrs in nur einigen Metern Entfernung ein Stück Brot entdeckt hat, das vor einem Garagentor liegt. Natürlich möchte sie sich den schmackhaften Happen nicht entgehen lassen, weiß aber instinktiv, dass es für sie ein Risiko darstellt, mitten am Tag ein sicheres Versteck zu verlassen. Sie zögert und strengt sich an, unter Einsatz all ihrer Sinne in Erfahrung zu bringen, ob sie das Wagnis eingehen kann. Sie scannt die Umgebung mit Augen und Ohren und prüft auch mit der Nase, ob z. B. der Geruch eines Hundes oder einer Katze in der Luft liegt. In der Annahme, die Luft sei rein, verlässt sie das Abflussrohr und huscht eng am Garagentor entlang, um möglichst unbemerkt zu bleiben. Ungefähr auf der Hälfte des Weges hört sie plötzlich ein Geräusch. Die Ratte hält sofort inne und wirkt kurz wie versteinert. Sie fokussiert all ihre Sinne darauf, den Ursprung des Geräuschs so schnell wie möglich zu identifizieren und sieht im letzten Moment die Katze auf dem Garagensims über ihr, die ihr dort auflauert und gerade zum Sprung ansetzt. Sofort spurtet die Ratte los im verzweifelten Bemühen, irgendwo einen Mauervorsprung oder vielleicht ihr Abflussrohr wieder zu erreichen, wo die Katze sie nicht erwischen kann. Die Katze ist aber mittlerweile auf den Boden gesprungen und schneidet ihr den Rückweg ab und das Garagentor schließt so eng, dass sich die Ratte nicht hindurchquetschen und in die Garage flüchten kann. Sie sitzt sozusagen in einer Sackgasse. Ihre einzige Chance besteht jetzt darin, ihr Leben mit Zähnen und Klauen zu verteidigen bzw. der Katze zu signalisieren, dass sie nicht gewillt ist, im Falle eines Angriffs ein leichtes Opfer abzugeben. Sie dreht sich um, stellt sich auf die Hinterbeine und zeigt ihre Krallen, um möglichst groß und bedrohlich zu erscheinen. Wäre die Katze noch jung und unerfahren im Rattenfang, hätte diese Strategie tatsächlich erfolgreich sein und dazu führen können, dass die Katze innegehalten und sich aus Angst vor eigenen Verletzungen gegen einen Angriff entschieden hätte. In diesem Fall hat die Ratte aber Pech. Die Katze ignoriert die Warnsignale, packt die Ratte und schleudert sie herum. Katzen und viele andere Raubtiere töten ihre Beute jedoch meist nicht sofort, sondern überwältigen sie nur, um danach noch ein wenig mit ihr zu spielen. Auch in diesem Fall hat die Ratte den initialen Angriff überlebt und erhält dadurch noch eine allerletzte Chance, sich dem tödlichen Genickbiss zu entziehen. Plötzlich wirkt sie, als sei alles Leben aus ihr gefahren. Vollkommen erschlafft baumelt sie im Maul der Katze. Nach einiger Zeit öffnet die Katze das Maul und legt die „tote" Ratte auf dem Boden ab, die zunächst scheinbar ganz und gar leblos alle Viere von sich streckt. Als die Katze einen Moment lang das Interesse an dem unbewegten Fellknäuel verliert und sich kurz abwendet, springt die nur leicht verletzte Ratte auf und rennt zurück zum Abflussrohr, zu dem der Weg nun nicht mehr durch die Katze versperrt ist. Die Katze nimmt zwar die Verfolgung auf, kommt aber zu spät. Die Ratte ist in Sicherheit. Sie erholt sich von dem Angriff, wird aber für den Rest ihres Lebens tagsüber ihren Unterschlupf nicht mehr verlassen, um Nahrung aufzunehmen. Nur noch im Schutze der nächtlichen Dunkelheit wird sie zum Fressen hervorkommen.

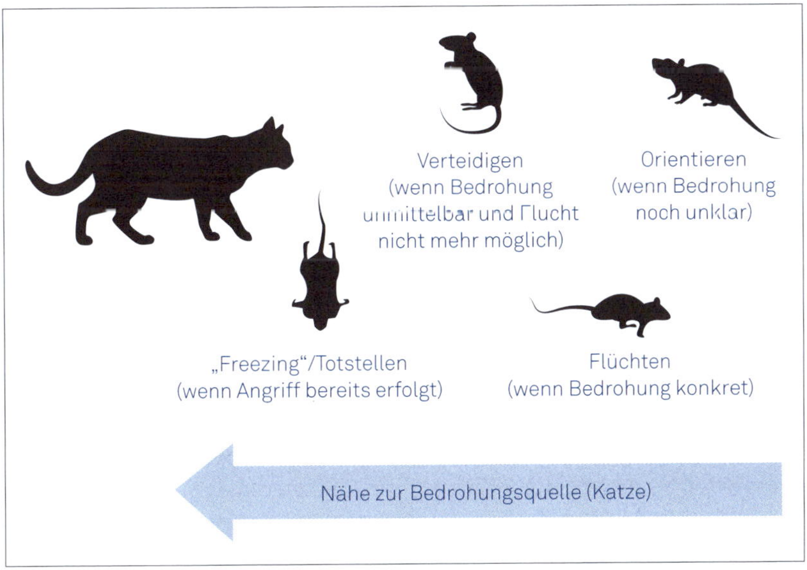

Abbildung 1: In Abhängigkeit von der Nähe zur Katze zeigt die Ratte unterschiedliches, angeborenes Furchtverhalten, dessen Ziel es ist, ihre Überlebenschancen zu steigern.

Das geschilderte Beispiel der Ratte soll die Angemessenheit verschiedener Verhaltensweisen in Bedrohungssituationen zeigen. Die Angemessenheit wird in diesem Fall dadurch definiert, wie gut das jeweilige Verhalten zum Ausmaß und der Intensität der Bedrohung passt. Das Bedrohungsausmaß wiederum bestimmt sich dadurch, wie unmittelbar und nah die Quelle der Bedrohung, im Beispiel die Katze, ist. Im Prinzip fängt für die Ratte die Furchtreaktion schon in dem Moment an, als sie sich aus ihrem Versteck vorwagt. Die gesteigerte Fokussierung auf die Situation und die Ausrichtung aller Sinne auf mögliche Bedrohungsquellen sind in diesem Moment sehr nützlich, weil sie helfen, eine potenzielle Bedrohung wahrzunehmen und zu erkennen. Sie schützen gegebenenfalls davor, das unkalkulierbare Risiko einzugehen, in Anwesenheit eines Fressfeindes ein sicheres Versteck zu verlassen. Die Bedrohung ist in diesem Moment für die Ratte aber noch nicht sehr konkret. Zwar befindet sie sich an einem potenziell bedrohlichen Ort, bzw. hat vor, diesen aufzusuchen (offene Flächen sind für Ratten bedrohliche Orte, weil sie dort für Raubtiere leicht erkennbar sind), bislang hat sie aber noch keinen unmittelbaren Fressfeind ausgemacht. Als die Ratte ein Geräusch hört, steigt für sie die Bedrohungslage dramatisch an. Sie registriert nun, dass wahrscheinlich irgendwo eine Gefahr lauert, und hält kurz inne. Dieses Verhalten dient dazu, sich so intensiv wie möglich auf die Situation zu konzentrieren, um die Richtung, aus der die Bedrohung kommt, auszumachen. Als sie dann die Katze sieht, ist die Bedrohung bereits sehr nah. Von einem Zustand der körperlichen Inaktivität und erhöhten Aufmerksamkeit wechselt die Reaktion der Ratte in diesem Augenblick in offenes Fluchtverhalten. Als klar wird, dass es kein Entkommen gibt, zeigt die Ratte durch die Signalisierung ihrer Verteidigungsbereitschaft ein weiteres angemessenes Verteidigungsverhalten, um ihr Leben zu schützen, auch wenn es in diesem Fall nicht dazu führte, dass die Katze sich gegen einen Angriff entscheidet. Das am Ende des Beispiels von der Ratte gezeigte „Totstellen“ ist eher ein Verhalten, das kleine Tiere im Laufe ihrer Evolutionsgeschichte erworben haben, um sich einen Überlebensvorteil zu sichern. Es gehört nicht zu den Defensivverhaltensweisen größerer Tiere und des Menschen. In diesem Aspekt unterscheiden sich Mensch und Ratte also voneinander.

Hätten wir während der für die Ratte fast verhängnisvollen Begegnung die Möglichkeit gehabt, ihr Messelektroden anzulegen, um ihre körperlichen Reaktionen zu erfassen, hätten wir beobachten können, dass jede der beschriebenen Verhaltensweisen mit charakteristischen körperlichen Veränderungen einhergeht. Außerdem könnten wir betrachten, wie die jeweiligen Verhaltensweisen durch diese körperlichen Veränderungen optimal vorbereitet werden. In dem Moment, in dem die Ratte z. B. die Umgebung angestrengt mit ihren Sinnen erkundet, sinkt die Schlagfrequenz ihres Herzens und die Reflexe zum Schutz des Körpers werden leichter auslösbar und stärker. Als dann aber Flucht oder Kampf adäquate Verhaltensweisen sind, weil die Ratte nun der Bedrohung unmittelbar gegenübersteht, steigt die Schlagfrequenz des Herzens sprunghaft an, um die Muskulatur des Körpers besser mit Sauerstoff zu versorgen. Die Ausschüttung bestimmter Stresshormone sorgt dafür, dass die Ratte unempfindlicher gegen Schmerzen wird. Durch dieses Zusammenspiel aktivierender Körperprozesse – die überwiegend über das sogenannte sympathische Nervensystem gesteuert werden – wird sie in diesem Moment körperlich fitter, um möglichst schnell weglaufen oder sich erfolgreich gegen einen Angriff verteidigen zu können.

Von der geschilderten Ausnahme des Totstellens abgesehen, unterscheiden sich weder die Verhaltens- noch die körperlichen Reaktionen von Menschen in Bedrohungssituationen bis zu diesem Punkt von denen einer Ratte. Wer schon einmal nachts an einem unheimlichen Ort unterwegs war, der kennt den Zustand erhöhter Alarmbereitschaft, die gesteigerte Schreckhaftigkeit und das Bedürfnis, möglichst jede Bewegung wahrnehmen zu wollen, die man in der Dunkelheit schemenhaft erkennen kann. Nicht wenige Menschen haben auch schon einmal erlebt, „starr vor Schreck" oder „gespannt wie ein Flitzebogen" zu sein, wenn dann plötzlich irgendwo ein Knacken zu hören ist, das einen sofort aufschrecken lässt. Das Herz klopft dann bis in den Hals und die Bereitschaft wächst sekündlich, bei der nächsten Kleinigkeit wegzulaufen. Menschliches Fluchtverhalten lässt sich leider allzu oft auch in den Abendnachrichten beobachten. Immer wenn wir z.B. Bilder von Bombenexplosionen irgendwo auf der Welt gezeigt bekommen, sieht man die Menschen in alle Richtungen auseinanderstreben im panischen Bemühen, möglichst viel Distanz zwischen sich und die Bedrohungsquelle zu bringen. Flucht ist die mit Abstand am häufigsten gezeigte menschliche Verhaltensreaktion in konkreten Bedrohungssituationen. Sich zu verteidigen ist ebenso ein typisch menschliches Verhalten und sogar juristisch geschützt. Kann ein Mensch nachweisen, dass er in Notwehr gehandelt hat, ist die Anwendung von Gewalt zur Verteidigung der eigenen körperlichen Unversehrtheit nicht strafbar.

Wie bereits zu Beginn dieses Kapitels angesprochen, müssen Furchtreaktionen nicht erst erlernt oder in unterschiedlichen Bedrohungssituationen trainiert werden, wozu natürlich in der Regel auch gar keine Gelegenheit besteht. Stellen Sie sich nur vor, die Ratte hätte vorher erst bei ein paar Katzenangriffen üben müssen, wie man sich so gut totstellt, dass Katzen das Interesse verlieren. Nichtsdestotrotz spielen Lernerfahrungen im Kontext von normalen Furchtreaktionen eine wichtige Rolle: Durch die Begegnung mit der Katze lernt die Ratte nämlich, in Zukunft offene Flächen tagsüber nicht mehr aufzusuchen und mit der Nahrungsaufnahme besser bis zur schützenden Dunkelheit zu warten. Eine häufige Konsequenz, die sich aus der Begegnung mit lebensgefährlichen Bedrohungen für Tier und Mensch gleichermaßen ergibt, besteht darin, um solche Situationen zukünftig einen großen Bogen zu machen. Heute Situationen zu vermeiden, in denen gestern noch Lebensgefahr bestand, ist natürlich absolut sinnvoll und hilft, das Überleben zu sichern. Interessanterweise reicht für das Erlernen der Vermeidung in lebensbedrohlichen Situationen oft sogar eine einmalige Erfahrung aus. In anderen, weniger überlebensrelevanten Zusammenhängen müssen wir hingegen eine unangenehme Erfahrung oft viele Male wiederholen, um daraus die „richtigen" Schlüsse zu ziehen. Vielleicht kennen Sie das unangenehme Gefühl, morgens aufzustehen und unmittelbar zu bemerken, dass Sie wohl abends zuvor einen „über den Durst getrunken" haben, daraufhin leisten Sie tausend Schwüre, beim nächsten Anlass unbedingt rechtzeitig dem Alkohol zu entsagen, nur um einige Wochen später erneut die gleiche unangenehme Erfahrung zu machen. Aber Sie können beruhigt sein: Von nun an wird der Fokus dieses Ratgebers nicht mehr auf dem richtigen Umgang mit Katzen und Katern liegen!

Zusammenfassung

Natürliche Furchtreaktionen dienen dem Schutz des Organismus in Bedrohungssituationen. In Abhängigkeit vom Ausmaß der situativen Bedrohung sind unterschiedliche Verhaltensreaktionen sinnvoll. Sich in einer Situation genau zu orientieren ist beispielsweise angemessen, wenn die Bedrohung noch nicht konkret bzw. die Richtung, aus der die Gefahr zu erwarten ist, noch unklar ist. Sofortige Flucht oder Verteidigung sind angemessene Furchtreaktionen, wenn die Quelle der Bedrohung bekannt und nah ist. Das jeweilige Verhalten wird durch unterschiedliche, automatisch ablaufende, den Organismus anregende körperliche Prozesse sinnvoll vorbereitet und begleitet. Häufig wird die Bedrohungsquelle anschließend vermieden, was ebenfalls dem Schutz des Organismus dienlich ist.

1.2 Was kennzeichnet eine phobische Furchtreaktion?

Bedrohungsunangemessene Furchtreaktion

Von einer phobischen Furcht wird dann gesprochen, wenn körperliche oder verhaltensmäßige Furchtreaktionen nicht mehr dem Ausmaß der tatsächlichen Bedrohung entsprechen, bzw. nicht mehr bedrohungsangemessen reguliert werden können. Anders als in dem oben genannten Beispiel kann das z. B. bedeuten, dass körperliche Veränderungen, die eigentlich der Flucht- und Kampfvorbereitung dienen, schon in Momenten stattfinden, in denen faktisch gar keine Bedrohung besteht. Außerdem zeigen von einer Phobie Betroffene oft so ein starkes Vermeidungsverhalten, dass daraus ernste Probleme entstehen. Das folgende Fallbeispiel soll dies verdeutlichen.

Fallbeispiel: Frau S. – Entwicklung einer phobischen Furcht

Frau S. hat panische Angst vor Hunden. Das Problem besteht seit über 40 Jahren und begann als sie 9 Jahre alt war. Damals, sie erinnert sich noch als wäre es gestern gewesen, wollte sie, wie schon unzählige Male zuvor, mit dem Schäferhund ihrer Nachbarn spielen. Eigentlich war alles wie immer. Der Hund war an einer langen Leine im Hof angepflockt und lag auf den Steinen. Nur hatte es an diesem Tag ein Gewitter gegeben und Frau S. hatte gesehen, dass der Hund den damit einhergehenden Regenguss zusammengekauert und ohne Unterschlupf über sich ergehen lassen musste. Er tat ihr leid und deshalb wollte sie schnell zu ihm. Sie rannte über den Hof auf ihn zu. Der Hund bemerkte sie, fing an zu bellen und lief auch auf sie zu. Aber anstatt stehenzubleiben und sich wie sonst seine Streicheleinheit abzuholen, sprang er Frau S. an, warf sie zu Boden und biss ihr dabei in die Schulter. Zum Glück wurde Frau S. durch die Wucht des Sprunges so weit nach hinten geworfen, dass der angeleinte Hund sie nicht mehr erreichen konnte. *„Wahrscheinlich hätte er mich sonst totgebissen.“* Als Frau S. ihren Eltern erzählte, was passiert war, waren diese außer sich. Sofort verlangten sie von den Nachbarn, den Hund einschläfern zu lassen. Die Nachbarn, ebenfalls schockiert über den Vorfall, beteuerten, dass der Hund bislang immer lieb und noch nie aggressiv gewesen sei, und konnten sich sein verändertes Verhalten nur durch seine starke Angst vor Gewittern erklären. Aber sie leisteten dem Wunsch der Eltern von Frau S.

Folge und ließen den Hund einschläfern. Für Frau S. war damit aber das Problem keinesfalls erledigt, im Gegenteil: *„Von dem Tag an hatte ich schreckliche Angst vor Hunden. Vorher dachte ich immer, ich könnte denen ansehen, ob sie sich freuen oder böse sind, aber seitdem hatte ich einfach kein Vertrauen mehr.“* Immer wenn Frau S. einen Hund von mindestens mittlerer Größe sah, versuchte sie, ihm möglichst auszuweichen und bloß nicht zu nahe zu kommen. Ängstlich musste sie sich jedes Mal versichern, ob der Hund auch wirklich angeleint war. War dies nicht der Fall, spürte Frau S. unmittelbar, wie ihr Herz zu rasen begann. Wenn der Hund sich dann auch noch auf sie zubewegte, selbst wenn er dabei freudig mit dem Schwanz wedelte, bekam sie Panik. *„In solchen Momenten hätte ich vor Angst schreien können. Meine Muskeln haben sich dann so verkrampft, dass ich noch am nächsten Tag Muskelkater hatte.“* Bald versuchte Frau S., ihr Leben so zu organisieren, dass unliebsame Begegnungen mit Hunden möglichst unwahrscheinlich wurden. *„Ich bin z.B. fast gar nicht mehr spazieren gegangen. Parks oder Wälder habe ich vollständig vermieden, weil einem da immer Hunde über den Weg laufen, die nicht angeleint sind. Da ich sowieso immer, wenn ich draußen bin, nur aufpasse, ob ich irgendwo einen Hund sehe, erspare ich mir diesen Stress lieber und bleibe, wenn immer möglich, zu Hause. Der Nachteil ist, dass mein Leben dadurch langweilig geworden ist und ich mich oft richtig einsam fühle.“* Anstatt irgendwann abzuflauen, wurde Frau S.s Angst vor Hunden mit den Jahren immer stärker. Ihre Familie ist heute einerseits genervt, weil sich die Planung jeglicher Outdoor-Aktivität aufgrund von Frau S.s Angst vor Hunden immer so kompliziert gestaltet. Andererseits machen sich ihr Mann und ihre zwei Söhne auch Sorgen, denn sie finden, dass Frau S. aufgrund ihrer Angst ihr Leben viel zu sehr einschränke und kaum noch schöne Dinge unternehme.

Das Beispiel zeigt, wie nicht bedrohungsangemessene Furchtreaktionen aussehen können und wie dadurch das Leben von Menschen in mehrfacher Hinsicht negativ beeinflusst wird. Als eine Folge der geschilderten Kindheitserfahrung stellt fortan jede Begegnung mit Hunden für Frau S. eine Bedrohung dar und das sogar dann, wenn diese außerhalb ihrer Reichweite an der Leine geführt werden. Anders als die Ratte, die ihre Aufmerksamkeit erst dann gezielt auf potenzielle Bedrohungen ausrichtet, als sie einen für sie wirklich gefährlichen Ort aufsucht, an dem sie für Beutetiere gut sichtbar ist, befindet sich Frau S. immer, wenn sie das Haus verlässt, direkt in einem Zustand erhöhter Alarmbereitschaft. Dieser Zustand ist für sie nach eigener Schilderung mit enormem Stress verbunden und keinesfalls bedrohungsangemessen (anders als Ratten auf offenen Flächen befinden sich Menschen nicht sofort potenziell in einer Gefahrensituation, wenn sie das Haus verlassen). Das von Frau S. geschilderte Herzklopfen und die muskuläre Anspannung, die sie immer empfindet, wenn ein Hund sich auf sie zubewegt, sind Anzeichen für eine körperliche Vorbereitung von Flucht oder Kampf, die ja eigentlich nur dann sinnvoll wäre, wenn sie in einer gefährlichen oder gar lebensbedrohlichen Lage wäre.

Blut-, Spritzen-, Verletzungsphobien – die große Ausnahme!

Da sie den Organismus auf Flucht oder Verteidigung vorbereiten, sind in den allermeisten Fällen die körperlichen Veränderungen im Rahmen einer phobischen Furchtreaktion aktivierend und vom sympathischen Nervensystem gesteuert. Nur die körperlichen Prozesse bei einer Blut-, Spritzen- oder Verletzungsphobie bilden eine Ausnahme: Dort zeigt sich bei ca. 75 % aller Betroffenen auf die anfängliche, typische Aktivierungsreaktion eine Gegenreaktion, gesteuert vom Nervus Vagus. Bei dieser Gegenreaktion kommt es zu einer plötzlichen Pulsfrequenzabnahme und einem Blutdruckabfall. Betroffene haben dann oft das Gefühl, dass sie ganz blass und kaltschweißig werden, ihnen übel wird und sich ihr Blickfeld zu einem Tunnelblick verengt. Außerdem können die Knie weich werden und in manchen Fällen kann es sogar zu einem vorübergehenden Ohnmachtsanfall kommen. Verständlicherweise haben Betroffene zumeist große Angst vor diesen Ohnmachtsreaktionen, sie sind aber nicht gefährlich. Tatsächlich ist eine Ohnmacht aus der Perspektive unserer evolutionären Geschichte betrachtet sogar sinnvoll, denn so kommt es im Falle von Verletzungen zu einem verminderten Blutverlust. Außerdem verlieren Angreifer häufiger und schneller das Interesse an einem leblos wirkenden Körper als an herumzappelnden Opfern. Folglich lässt sich die angesprochene Gegenreaktion auch bei vielen Menschen beobachten, wenn ihnen ein Blutverlust droht. Bei Menschen mit einer Blut-, Spritzen-, oder Verletzungsphobie fällt diese Reaktion jedoch zumeist etwas heftiger aus als bei anderen und sie ängstigen sich deshalb sehr davor. Zu dieser phobischen Störung gibt es einen separaten Ratgeber von Schienle und Leutgeb (2014), auf den an dieser Stelle verwiesen wird.

Vermeidung und Einschränkung der Lebensqualität

Ein weiteres Anzeichen für phobische Angst ist das sich in vielen verschiedenen Lebenssituationen zeigende Vermeidungsverhalten: Nicht nur, dass Frau S. kurz nach dem Hundeangriff anfing, Wald- und Parkspaziergänge aus Angst vor unliebsamen Begegnungen zu vermeiden. Durch die Anspannung, die sie bei außerhäuslichen Aktivitäten stets begleitete, begann sie, sich immer mehr zurückzuziehen und, wenn immer möglich, ganz zu Hause zu bleiben. Starkes und sich im Zeitverlauf auf weitere Situationen ausbreitendes Vermeidungsverhalten ist sehr typisch für phobische Störungen und auch, wenn eine heftige phobische Furchtreaktion – manchmal einhergehend mit echter Todesangst – für Betroffene bereits eine sehr qualvolle Erfahrung ist, erwachsen gerade aus der Vermeidung für sie oft die größten Probleme und Einschränkungen ihrer Lebensqualität. So unternehmen sie oft große Anstrengungen, um dem gefürchteten „Objekt" oder der gefürchteten Situation aus dem Weg zu gehen. (Stellen Sie sich z. B. einen Menschen vor, der aufgrund phobischer Höhenangst jeden Morgen eine dreiviertel Stunde länger für seinen Weg zur Arbeit braucht, weil er alle Brücken weiträumig umfahren muss.) Oft ergibt sich, wie auch im Falle von Frau S., aus der Vermeidung außerdem eine stetig wachsende Einschränkung des Verhaltensspielraums (man unternimmt generell weniger und bleibt öfter zu Hause, wo es „sicher" ist) und nicht zuletzt entwickeln sich aus dem Vermeidungsverhalten selbst unmittelbare Folgeprobleme. Wenn z. B. der Gang zur Zahnbehandlung regelmäßig so eine starke Furcht auslöst, dass selbst bei stärksten Schmerzen keine Behandlung mehr durchgeführt werden kann, entstehen aus dem Vermeidungsverhalten sehr direkte und schlimme Folgeprobleme. Während z. B. bei Menschen ohne Zahnbehandlungsangst durchschnittlich ein bis zwei dringend behandlungsbedürftige Zähne in den Mündern schlummern, sind dies bei Menschen mit einer Zahnbehandlungsphobie acht bis neun. Je nachdem, um welche Phobie es sich handelt, können die negativen Konsequenzen, die aus der Vermeidung resultieren, für die Betroffenen folglich sehr unterschiedlicher Natur sein.

Zusammenfassung

Bei phobischen Furchtreaktionen übersteigt die Stärke der Reaktion das Ausmaß der situativen Bedrohung. Das kann z. B. bedeuten, dass Aufmerksamkeitsprozesse, die normalerweise in potenziell bedrohlichen Situationen der

Identifikation von Gefahr dienen, auch in nicht bedrohungsrelevanten Situationen stattfinden. Betroffene können bei der tatsächlichen oder erwarteten Begegnung mit Furchtreizen körperliche Reaktionen empfinden, die Flucht oder Verteidigung vorbereiten sollen (z.B. Herzrasen, Schwitzen, Zittern), obwohl die Bedrohung überhaupt nicht gegeben ist. Um Begegnungen mit den furchtauslösenden Objekten oder Situationen und die damit verbunden Körperreaktionen zu vermeiden, entwickeln Menschen mit phobischen Störungen oft ein starkes und weitreichendes Vermeidungsverhalten, das nicht mehr funktional der Vermeidung von (Lebens-)Gefahr dient, sondern sie in ihrer Lebensführung einschränkt und weitere Folgeprobleme verursacht.

Im oben geschilderten Beispielfall stellt sich natürlich auch die Frage, inwieweit der Angriff des Hundes – wie von den Nachbarn gemutmaßt – eine unangemessene Verteidigungsreaktion auf eine empfundene Bedrohung durch das vorausgegangene Gewitter war und somit ebenfalls eine Art phobische Reaktion. Diese Frage kann hier leider nicht beantwortet werden. Im folgenden Kapitel werden wir noch sehen, dass Menschen mit phobischen Ängsten in Furchtsituationen oft eine Reihe sehr typischer Gedanken haben, die erklären können, warum für sie ein bestimmtes Objekt oder eine Situation so stark angstauslösend ist. Über die Gedanken von Hunden und anderen Tieren wissen wir leider nur sehr wenig bzw. gar nichts. Fest steht aber, dass auch Tiere manchmal nicht mehr bedrohungsangemessene Furchtreaktionen zeigen, insbesondere in Situationen, in denen sie zuvor schlechte Erfahrungen gemacht hatten.

1.3 Was sind weitere Kennzeichen phobischer Störungen?

Phobische Störungen zeichnen sich aber nicht nur durch ein Muster unangemessener, extremer Furchtreaktionen auf bestimmte Reize oder in bestimmten Situationen und ein die Lebensqualität oft einschränkendes Vermeidungsverhalten aus. Menschen, die unter einer phobischen Störung leiden, entwickeln im Laufe der Störung auch verschiedene Annahmen und Erwartungen in Bezug auf die Bedrohlichkeit der jeweiligen phobischen Situation bzw. den phobischen Reiz, ihre körperlichen Reaktionen in Momenten der

Konfrontation mit diesen Situationen bzw. Reizen und deren (Un-)Kontrollierbarkeit. Diese ungünstigen Annahmen und Erwartungen – Psycholog*innen sprechen in diesem Zusammenhang von dysfunktionalen Annahmen – sind deshalb so wichtig, weil sie maßgeblich zur Aufrechterhaltung der phobischen Störung beitragen, da Betroffene durch sie bestimmte Situationen überhaupt erst als gefährlich einschätzen. Zudem sind es genau diese Erwartungen und Annahmen, die im Rahmen einer professionellen kognitiv-verhaltenstherapeutischen Phobiebehandlung mit den Patient*innen identifiziert und durch neue Erfahrungen in den angstbesetzten Situationen verändert werden sollen – dieser Prozess stellt das Kernmerkmal erfolgreicher Expositionsbehandlungen dar (vgl. hierzu Kapitel 5). Im Folgenden werden einige, bei Menschen mit phobischen Störungen häufig bestehende, dysfunktionale Gedanken vorgestellt und es wird erläutert, warum diese in der Regel nicht zutreffen. Die Aufstellung erhebt aber keinen Anspruch auf Vollständigkeit, denn die der Furcht zugrunde liegenden Annahmen unterscheiden sich stark sowohl von Mensch zu Mensch als auch innerhalb der verschiedenen phobischen Störungen, die in Kapitel 3 noch genauer beschrieben werden.

Typische Fehlannahmen in Bezug auf die Furchtreaktion

Furcht kann den Körper schädigen

Wie beschrieben sind phobische Furchtreaktionen sehr intensive Reaktionen, die den Organismus in einen Zustand unmittelbarer Flucht- und Kampfbereitschaft versetzen und mit oft spürbaren körperlichen Veränderungen einhergehen. Die Wahrnehmung dieser Veränderungen führt bei vielen Menschen mit phobischen Störungen oft zu sehr beängstigenden Annahmen in Bezug auf mögliche und bedrohliche Konsequenzen ihrer Furchtsymptome. Insbesondere Patient*innen mit einer Spezifischen Phobie (vgl. Kapitel 3.3) oder einer Agoraphobie (vgl. Kapitel 3.2) gehen davon aus, dass die Konfrontation mit dem phobischen Reiz zu einer so heftigen Furchtreaktion führen könnte, dass der Organismus diese nicht auszuhalten imstande sei (z. B. *„Während des Fluges hatte ich totale Angst, mein Herz hat wie verrückt geschlagen und mir war ganz schwindelig. Ich stand ganz kurz vor einem Herzinfarkt.“*). Für Menschen mit einer Agoraphobie erscheinen daher oft Situationen ganz besonders bedrohlich, in denen Hilfe im Fall einer gefährlich erscheinenden körperlichen

Reaktion nicht unmittelbar erreichbar wäre (z. B. *„Beim Gedanken daran, dass mich hier im Wald doch niemand fände, wenn ich umfallen würde, bekam ich sofort ganz weiche Knie."*). Auch eine plötzliche Ohnmacht (die nur bei Menschen mit einer Blut-Spritzen-Verletzungsphobie tatsächlich vorkommen kann, vgl. Kasten auf Seite 17) kann im Zentrum der Befürchtung stehen.

Warum das eine Fehlannahme ist. Wie oben beschrieben ist die phobische Furchtreaktion an sich nicht krankhaft. Sie ist nur sehr stark und der Bedrohungslage unangemessen. Genau wie bei anderen Emotionen, wie z. B. Ekel, Wut oder Freude, gehen die meisten Forscher*innen davon aus, dass Angst und Furcht uns Menschen angeboren sind und daher – inklusive aller mit diesen Emotionen einhergehenden körperlichen Veränderungen – an sich für einen ansonsten gesunden Menschen vollkommen ungefährlich sind. Die meisten Leser*innen werden wahrscheinlich zustimmen, dass auch das Verliebtsein – ebenfalls ein angeborenes, jedoch mit Freude verbundenes Gefühl – mit teilweise sehr heftigen körperlichen Veränderungen einhergehen kann, die übrigens teilweise sogar dieselben sind wie bei der Furcht. Viele werden sich bestimmt noch an ihre Jugendtage, ihr erstes Verliebtsein, das Herzklopfen und die Schmetterlinge im Bauch erinnern, die durch den Anblick der oder des Liebsten regelmäßig ausgelöst wurden. Herzklopfen und ein flauer Magen kommen also sowohl im Rahmen von Furchtreaktionen als auch beim Verliebtsein vor und gehen sogar nachweislich auf dieselben körperlichen Erregungsprozesse zurück. Bislang haben sich in unserem Behandlungszentrum aber noch nie Patient*innen mit der Sorge vorgestellt, die Spürbarkeit ihrer Schmetterlinge im Bauch sei so stark, dass sie befürchten würden, dadurch ohnmächtig werden zu können. Interessant, oder?

Sind Furcht und Angst dasselbe?

Im deutschsprachigen Raum werden die Begriffe Furcht und Angst oft synonym verwendet (z.B. „Ich hatte totale Angst vor der Spinne." oder „Ich habe mich sehr vor der Spinne gefürchtet."). Strenggenommen haben sie aber unterschiedliche Bedeutungen. Die Höhe der Angst bzw. die Ängstlichkeit bildet die von Person zu Person sehr unterschiedlich ausgeprägte Neigung ab, zukünftige Ereignisse als bedrohlich einzuschätzen. Furcht bezeichnet hingegen die in Kapitel 1.1 beschriebene körperliche, gedankliche und verhaltensmäßige Reaktion auf eine reale oder wahrgenommene Bedrohung. Menschen mit phobischen Störungen haben vor allem Probleme mit bedrohungsunangemessenen, zu starken Furchtreaktionen. Oftmals sind sie aber auch eher ängstliche Menschen, die verhältnismäßig stark dazu neigen, Situationen als bedrohlich zu interpretieren (vgl. auch Kapitel 2.2).

Furcht kann sich endlos weiter steigern oder bleibt über lange Zeit auf dem maximalen Niveau

Insbesondere zu Beginn der Konfrontation mit dem phobischen Reiz oder der phobischen Situation, z.B. einer Zahnbehandlung, erleben die meisten Betroffenen häufig einen schnellen Furchtanstieg. Der ersehnte Rückgang ihrer Furcht setzt aber meist erst dann ein, wenn sie sich nicht mehr in der Furchtsituation befinden, entweder weil sie irgendwann von allein endet (z.B. *„Ich war so erleichtert, als die Zahnärztin endlich den Bohrer aus dem Mund gezogen hat. Das hätte ich keine fünf Minuten mehr durchgehalten.")* oder sogar durch die Betroffenen aktiv beendet wird (z.B. *„Irgendwann konnte ich einfach nicht mehr und habe die Zahnärztin gebeten, die Behandlung sofort abzubrechen.")*. Das ist ein Problem, denn dadurch fehlt ihnen oft jegliche Erfahrung damit, wie sich ihre Furcht im weiteren Verlauf entwickelt hätte, wären sie in der Situation geblieben. Sie nehmen dann z.B. an, dass die Furcht mit der Zeit immer stärker geworden wäre oder stundenlang auf maximalem Niveau geblieben wäre, bis sie sich aus der phobischen Situation entweder hätten entfernen können, diese von allein geendet wäre oder die Furcht zu schlimmen Konsequenzen geführt hätte (siehe oben).

Warum das eine Fehlannahme ist. Furcht und die damit einhergehenden körperlichen Veränderungen kosten sehr viel Kraft, denn sie versetzen den Organismus in die Lage, zum Schutz des eigenen Lebens sofort reagieren zu können. Bekanntlich können wir alle Handlungen, die Kraft kosten, zwar in Abhängigkeit von unserem Fitnesszustand unterschiedlich lang ausführen, aber immer nur für eine gewisse Zeit. So ist es auch mit der Furcht. Sie kann nur eine gewisse Zeit lang „produziert" werden. Hätten Menschen mit phobischen Störungen also die Chance, länger in der Furchtsituation zu bleiben, würden sie oft die Erfahrung machen, dass sich die Furcht schon allein aufgrund körperlicher Ermüdung zurückbildet oder aber, weil andere gefürchtete Konsequenzen entgegen ihrer Erwartung ausbleiben. In unserem Beispiel könnte es z.B. das Ausbleiben gefürchteter Schmerzen während der Zahnbehandlung sein, das zu einem Rückgang der Angst führt.

Alle körperlichen Furchtsymptome sind unmittelbar für andere sichtbar

Diese Annahme ist besonders weit verbreitet bei Menschen mit einer Sozialen Phobie (auch Soziale Angststörung, vgl. Kapitel 3.1). Sie haben oft die große Sorge, dass die aktivierenden körperlichen Veränderungen, die sie bei sich in sozialen Situationen wahrnehmen und als beginnende Furcht interpretieren, z.B. ein aufsteigendes Gefühl der Wärme, automatisch sofort für alle Menschen in der jeweiligen Situation sichtbar sind, z.B. in Form eines hochroten Kopfes und Schweißflecken unter den Achseln. Diese Annahme bildet dann oft den Ausgangspunkt für weitere angsterzeugende Gedanken, wie z.B., dass sie aufgrund dieser offensichtlichen Furchtsymptome nun von allen Menschen in der Umgebung für inkompetent und dumm gehalten werden.

Warum das eine Fehlannahme ist. Nicht alle Prozesse, die in unserem Körper stattfinden, sind für andere wahrnehmbar. Sogar uns selbst werden viele dieser Prozesse erst bewusst zugänglich, wenn wir uns sehr darauf konzentrieren.

> **Beispiel**
>
> Wenn wir abends auf der Couch liegen und einen Film anschauen, bleibt uns die Aktivität unseres Darms, der mit der Verdauung des Abendessens beschäftigt ist, in aller Regel absolut verborgen, denn unsere Aufmerksamkeit ist auf den Film gerichtet. Machen wir aber den Fernseher aus und nehmen uns bewusst vor, unseren Bauch bei der Arbeit zu beobachten, merken wir in der Regel recht schnell das leichte Gluckern und die feinen Bewegungen, die typisch für eine gesunde Darmaktivität sind.

Menschen mit sozialen Ängsten achten in vermeintlich „kritischen“ Situationen oft extrem auf körperliche Veränderungen und nehmen daher auch kleinste Zeichen von Aufregung war. Sie interpretieren diese Anzeichen dann als für alle sichtbare Angst und lassen dabei unberücksichtigt, dass der Unterschied zwischen Selbst- und Fremdwahrnehmung sogar noch viel größer ist als der Unterschied, der sich durch einen nach innen bzw. nach außen gerichteten Wahrnehmungsfokus ergibt. Außerdem überschätzen Menschen mit sozialen Ängsten die negativen Konsequenzen, die sich daraus ergeben, dass andere ihre körperlichen Furchtreaktionen wahrnehmen. Sie lassen z. B. außer Acht, dass die Qualität eines Vortrags in der Regel nicht nach der Gesichtsfarbe des Redners, sondern seinem Informationsgehalt beurteilt wird.

Furcht kann zu unkontrollierbaren, gefährlichen Verhaltensreaktionen führen

Manchmal nehmen Menschen mit einer phobischen Störung auch an, ihre Furcht führe zu unkontrollierbarem, teilweise sogar lebensbedrohlichem Verhalten. Oftmals wird dabei befürchtet, die Kontrolle über den Körper zu verlieren und eine Handlung auszuführen, die im jeweiligen Kontext katastrophale Konsequenzen hätte. Eine häufige Annahme von Menschen mit einer Höhenphobie ist z. B., von einem Vorsprung plötzlich in die Tiefe zu springen (z. B. *„Jedes Mal, wenn ich mich auf einen Abgrund oder einen Vorsprung zubewege, denke ich, dass ich plötzlich einfach herunterspringe, ohne es zu wollen.“*). Menschen mit einer Tierphobie befürchten manchmal, so starr vor Schreck zu sein, dass sie sich dem „Angriff“ z. B. eines Hundes nicht mehr erwehren können. Betroffene einer Zahnbehandlungsphobie sind mitunter überzeugt davon, während der Behandlung ihren Körper nicht richtig unter Kontrolle zu haben so unruhig und zappelig zu sein, dass es deshalb zu einem Unfall während der Behandlung kommt. Oder sie glauben, dass sie mitten in der Behandlung die Kontrolle über ihren Kiefer verlieren und zubeißen könnten.

Warum das eine Fehlannahme ist. Die Furchtreaktion soll uns in Bedrohungslagen schützen, nicht schaden. Die körperliche Verkrampfung beim Blick in eine tiefe Schlucht kündigt daher keinesfalls einen drohenden Kontrollverlust oder ein unwillkürliches Herunterspringen an, sondern versetzt den Organismus nur in erhöhte Alarmbereitschaft. Dadurch wird also genau das Gegenteil bewirkt, nämlich dass man sich z. B. nicht in Gefahr begibt, weil man nicht richtig aufpasst oder die potenzielle Gefahr einfach nicht wahrnimmt. Außerdem: Klingt es nicht auch für Sie ein wenig merkwürdig, dass die Furcht ausgerechnet zu dem Verhalten führen soll, das in der jeweiligen Situation die denkbar katastrophalste Konsequenz nach sich zöge?

Die Furchtreaktion ist nicht kontrollierbar

Die beschriebene Heftigkeit phobischer Furchtreaktionen begünstigt die bei vielen Betroffenen vorhandene Annahme, dass ihnen keinerlei Mittel zur Verfügung stünden, die Furcht – insbesondere die körperlichen Furchtsymptome in der spezifischen Situation – irgendwie kontrollieren oder bewältigen zu können (z. B. *„Es geht beim Gewitter einfach automatisch los. Sobald es draußen das erste Mal blitzt, fangen bei mir die Knie an zu schlottern und mein Herz klopft mir bis zum Hals. Beim folgenden Donner erschrecke ich mich dann oft so extrem, dass mir sogar Dinge aus der Hand fallen. Dagegen kann ich nichts tun.“*).

Warum das eine Fehlannahme ist. Wie beschrieben gehen die körperlichen Reaktionen bei fast jeder Furchtreaktion auf eine Steigerung der Aktivität des sympathischen Nervensystems zurück (nur Furchtreaktionen bei Angst vor Blut, Spritzen oder Verletzungen bilden hier wie beschrieben eine Ausnahme). Phobische Furchtreaktionen bilden hier keine Ausnahme, sie zeichnen sich aber oft durch eine besonders starke sympathische Aktivierung aus. Der Gegenspieler des sympathischen Nervensystems ist das parasympathische Nervensystem. Beide sind Teil des sogenannten vegetativen Nervensystems. Wenn der parasympathische Teil des vegetativen Nervensystems aktiviert ist, fühlen wir uns in der Regel eher entspannt und ruhig. Im Alltag sind die beiden meist in einem relativen Gleichgewicht zueinander. Bestimmte Entspannungs- und Atemübungen können die Aktivität des parasympathischen Nervensystems erhöhen, sodass dadurch ein Ungleichgewicht in Stressphasen und sogar in Momenten großer Angst wieder in ein Gleichgewicht gebracht werden kann. Durch die Anwendung solcher Entspannungsstrategien kann dann mit der Zeit Kontrolle über körperliche Furchtsymptome zurückgewonnen werden. Als Faustregel gilt aber: Je besser solche Entspannungsstrategien trainiert und je häufiger sie zuvor in alltäglicheren Stressphasen angewendet worden sind, umso erfolgreicher können sie auch zur Kontrolle körperlicher Furchtsymptome im Rahmen phobischer Furchtreaktionen eingesetzt werden. Auch bei der professionellen psychotherapeutischen Behandlung kommt zuweilen die sogenannte „Angewandte Entspannung“ zur Bewältigung körperlicher Furchtsymptome zum Einsatz (vgl. auch Kapitel 5.4).

Es sei hier jedoch noch einmal darauf hingewiesen, dass körperliche Furchtreaktionen nicht schädlich sind. Entspannungsübungen stellen demnach zwar eine hilfreiche Strategie zum Umgang mit körperlichen Furchtreaktionen dar, sind jedoch keinesfalls notwendig, um schlimme Folgen dieser Reaktionen zu vermeiden. Im Falle der Blut-, Spritzen- und Verletzungsphobien wird die bereits geschilderte Gegenreaktion zum Schutz vor zu großem Blutverlust übrigens durch das parasympathische Nervensystem angeregt. Hier schießt sie aber manchmal über und kann bei Betroffenen dann Reaktionen bis hin zu einer Ohnmacht verursachen. Sie kann ebenfalls sehr gut durch die Anwendung einer leicht erlernbaren körperlichen Strategie kontrolliert werden. Bei dieser steht dann aber nicht die Entspannung, sondern die Anspannung im Vordergrund. Die „Angewandte Anspannung" bei der Exposition mit Blut, Spritzen oder Verletzungen ist eine der wirksamsten Behandlungsmethoden in der Psychotherapie, die es überhaupt gibt.

Typische Fehlannahmen in Bezug auf die gefürchtete Situation bzw. den gefürchteten Reiz

Katastrophale Ereignisse in gefürchteten Situationen sind sehr wahrscheinlich

Im Zusammenhang mit ihrer jeweiligen Furchtreaktion rechnen Betroffene phobischer Störungen in der Regel mit dem Schlimmsten. So sind Menschen mit Spezifischen Phobien beispielsweise davon überzeugt, dass sie in ihrer phobischen Situation in (Lebens-)Gefahr schweben (z. B. *„Ich dachte, die Schlange wird mich sofort angreifen, beißen und ihr Gift bei mir zu einem Herzstillstand führen."*, *„Als ich das letzte Mal in ein Flugzeug einstieg, habe ich zuvor mein Testament gemacht und mich von allen Familienmitgliedern verabschiedet, denn ich war mir sicher, dass ich sie bestimmt nie wieder sehen würde."*, *„Ich reagiere auf die Spritze bestimmt allergisch und bekomme einen allergischen Schock."*). Menschen mit Sozialer Phobie gehen oft davon aus, dass in gefürchteten Situationen auf jeden Fall etwas sehr Peinliches geschehen wird (z. B. *„Wenn ich vor der Prüfungskommission stehe, werden alle sofort merken, dass ich dumm bin und nichts weiß."*, *„Wenn ich auf diese Party gehe, wird sich doch sowieso niemand mit mir unterhalten, weil ich komisch bin und unfreundlich aussehe."*) und Menschen mit einer Agoraphobie rechnen meist fest damit, dass gerade in den Situationen, in denen die Konsequenzen eines gefürchteten körperlichen Ereignisses (z. B. eine Panikattacke zu erleiden) besonders bedrohlich wären (z. B. wenn in diesem Fall keine Hilfe zur Verfügung stünde), dieses Ereignis auch tatsächlich eintrifft (z. B. *„Auf jedem Waldspaziergang habe ich totales Herzklopfen, weil ich weiß, dass ich wahrscheinlich viel zu spät gefunden würde, wenn ich jetzt bewusstlos würde und Hilfe bräuchte.“, „Ich kann kein Auto mehr fahren, weil ich sicher bin, dass mir beim Fahren schwindelig wird, ich das Lenkrad herumreiße und einen schlimmen Unfall haben werde.“).*

Warum das eine Fehlannahme ist. Häufig wird nicht bedacht, dass die Höhe der Angst vor gefürchteten Konsequenzen keinen Einfluss darauf hat, wie wahrscheinlich sie sind bzw. wie häufig sie auftreten. Grundsätzlich sind katastrophale Ausgänge von Situationen sehr selten. Nehmen wir zum Beispiel die geäußerte Befürchtung, bei einem Flugzeugabsturz zu sterben: Laut Angaben der Lufthansa starteten im Jahr 2018 etwa 244.300.000 Passagiere zu Flugreisen von deutschen Flughäfen. Bei Flügen verletzt wurden davon 63 Menschen. Zu Tode kam niemand. Die Wahrscheinlichkeit, bei einem Flug verletzt zu werden oder gar zu sterben, ist folglich verschwindend gering. Die Angst davor ist aber bei Menschen mit einer Flugphobie extrem groß und natürlich hat ein Flugzeugabsturz aus großer Höhe, wenn es denn tatsächlich dazu kommt, in den meisten Fällen fatale Folgen. Diese beiden Aspekte, die Höhe der eigenen Angst und der reale „Schrecken“ der gefürchteten Katastrophe, führen aber häufig dazu, dass Menschen die Auftretenswahrscheinlichkeit solcher Katastrophen (im Beispiel die Wahrscheinlichkeit, mit dem Flugzeug abzustürzen) maßlos überschätzen. Übrigens neigen die meisten Menschen (auch ohne phobische Störung) dazu, die Wahrscheinlichkeit eines Ereignisses und die Furchtbarkeit seiner Konsequenzen zu verwechseln. Auch die anderen in den Beispielen geschilderten Befürchtungen sind an sich sehr unwahrscheinliche Ereignisse. Wie häufig sind Sie beispielsweise schon auf einer Party gewesen, auf der Sie mit niemandem, noch nicht einmal den Gastgeber*innen, ins Gespräch gekommen sind, auch wenn, zugegeben, Ihr eigenes Verhalten sicherlich einen Einfluss darauf hat, wie häufig Sie von anderen Partygästen angesprochen werden? Selbst wenn Sie ein körperliches Problem hätten, das mit häufigem Schwindel einhergeht, ist die Wahrscheinlichkeit, dass Sie eine plötzliche Schwindelattacke ausgerechnet beim Autofahren erleiden, diese zu einem sofortigen Kontrollverlust führt, Sie also nicht mehr rechts ranfahren können und dies in Konsequenz dann zu einem schlimmen Unfall führt, tatsächlich sehr klein. Das letzte Beispiel soll auch deutlich machen, dass eine gefürchtete Katastrophe oft das Ergebnis einer Verkettung von Negativereignissen ist und jedes Ereignis in der Kette nur eine geringe

Wahrscheinlichkeit aufweist, es sich also um bedingte Wahrscheinlichkeiten handelt (eine Schwindelattacke beim Autofahren zu bekommen → dann nicht mehr rechts ranfahren zu können → dann vor einen anderen Gegenstand zu prallen → dann schwer verletzt oder tot zu sein oder andere schwer zu verletzen). Anders als viele Menschen denken, müssen die jeweiligen Wahrscheinlichkeiten multipliziert (nicht addiert) werden, um die tatsächliche Auftretenswahrscheinlichkeit für die gefürchtete Katastrophe zu ermitteln. Je mehr Wahrscheinlichkeiten multipliziert werden müssen, je mehr ungünstige Konstellationen also zusammen oder hintereinander eintreten müssen, damit es zu einer Katastrophe kommt, desto geringer ist ihre Auftretenswahrscheinlichkeit. Die Wahrscheinlichkeit beim Würfeln beispielsweise dreimal hintereinander eine 6 zu würfeln ist folglich 1/6 × 1/6 × 1/6 = 1/216 oder 0,0046. Es passiert einmal alle 216 Versuche! Das ist seltener, als Sie dachten, oder? Wenn Sie mögen, nehmen Sie sich gern einmal die Zeit und ordnen sie den einzelnen Kettengliedern im Beispiel des schweren Autounfalls von Ihnen selbst geschätzte Wahrscheinlichkeiten zu und multiplizieren Sie diese: die Wahrscheinlichkeit für eine Schwindelattacke im Auto × die Wahrscheinlichkeit, dann nicht mehr rechts ranfahren zu können × die Wahrscheinlichkeit, dann vor einen Gegenstand zu prallen × die Wahrscheinlichkeit, dann sich selbst oder andere schwer zu verletzen. Sie werden wahrscheinlich überrascht sein.

Ich bin dem phobischen Reiz hilflos ausgeliefert und kann mich nicht schützen

Viele von Phobien betroffene Menschen gehen davon aus, dass sie in den Momenten, in denen sie sich in ihrer Furchtsituation befinden oder mit ihrem angstauslösenden Objekt konfrontiert werden, vollkommen hilflos und ausgeliefert sind und über keinerlei Möglichkeiten oder Kompetenzen verfügen, von ihnen gefürchtete Konsequenzen abzuwenden oder die Situation günstig zu beeinflussen (z. B. *„Die Spinne wird auf mich zurasen und blitzschnell in meinem Ärmel verschwinden. Dagegen kann ich nichts tun, denn sie kann blitzschnell in alle Richtungen laufen und ist viel schneller als ich.“, „Wenn ich mich auf den Behandlungsstuhl lege, bin ich vollkommen hilflos der Ärztin ausgeliefert.“).*

Warum das eine Fehlannahme ist. Menschen mit phobischen Störungen haben oft vollkommen unzutreffende Annahmen in Bezug auf bestimmte Eigenschaften und Charakteristika des gefürchteten Objekts oder der Situation und unterschätzen dadurch ihre eigenen Einflussmöglichkeiten. Um bei den Beispielen zu bleiben: Davon abgesehen, dass Spinnen absolut kein Interesse daran haben, sich Menschen zu nähern (ihr Wahrnehmungssystem kann uns ob unserer schieren Größe gar nicht als Lebewesen erkennen und als Beutetier kommen wir für sie schon gar nicht infrage), können sie auch nicht schneller laufen, als wir reagieren können. Da Spinnen mit acht Beinen laufen, wirken ihre Bewegungen tatsächlich oft sehr schnell und unvorhersehbar für uns – das menschliche Wahrnehmungssystem ist gewohnheitsbedingt einfach viel besser darin, die Bewegungen von Zwei- und Vierbeinern vorherzusehen als von achtbeinigen Lebewesen. Schneller als wir sind Spinnen trotzdem nicht. Die meisten Spinnenarten müssen aufgrund ihrer Lebensweise meist nicht schnell laufen und können es daher auch nicht. Außerdem ermüden sie zumeist sehr schnell. Wir könnten ihnen daher immer noch rechtzeitig ausweichen oder uns gegebenenfalls entfernen. Ein ähnliches Missverständnis liegt zum Beispiel oft bei (zahn-)ärztlichen Eingriffen vor. Zwar gibt es im Rahmen ärztlicher Behandlungen Momente, in denen der Kompetenz und Expertise der Behandler*innen vertraut werden muss, aber die häufig von Betroffenen in Kindheitstagen erlebte Hilflosigkeit in solchen Behandlungssituationen besteht deshalb trotzdem nicht. So führt oft bereits ein Aufklärungsgespräch, das vielleicht erstmal außerhalb des Behandlungszimmers in einem separaten Besprechungsraum geführt wird, bei vielen Betroffenen dazu, dass sich sowohl das Vertrauen in die Zahnärztin oder den Zahnarzt stärkt als auch die Überzeugung in die Machbarkeit des anstehenden Eingriffs wächst. Außerdem kann in einem solchen Gespräch eine Art Strategie für die Behandlung besprochen werden. Vereinbart man zum Beispiel kleine Behandlungspausen, teilt den Eingriff auf mehrere kurze Termine auf oder verabredet man ein verbindliches Zeichen, auf das hin die Behandlung sofort kurz unterbrochen wird, reduziert sich die empfundene Hilflosigkeit bereits immens. Man konzentriert sich wieder auf eigene Möglichkeiten, die Situation positiv zu beeinflussen, und fokussiert Handlungsmöglichkeiten. Bedingt durch die oft sehr intensiven Reaktionen sind Menschen in Furchtsituationen leider oft sehr auf ihre aktuelle Lage fokussiert und nicht sehr gut darin, eigene Einfluss- und Kontrollmöglichkeiten zu erkennen. Die Wissenschaft unterscheidet daher auch zwischen dem Zustand der Lage- und Handlungsorientierung.

Wie bereits angekündigt, erfasst die hiesige Aufzählung häufiger unangemessener Erwartungen nicht alle Gedanken, Annahmen und Erwartungen, die im jeweiligen Einzelfall zu phobischen Furchtreaktionen und dem Wunsch zur Vermeidung gefürchteter Situationen führen können. Sie soll aber verdeutlichen, dass jeder phobischen Störung bestimmte, angsterzeugende Erwartungen und Annahmen zugrunde liegen, ohne die sich keine phobische Störung entwickeln oder aufrechterhalten könnte. In Situationen, in denen wir nichts Negatives erwarten, haben wir keine Angst. Punkt.

Leider reicht es aber in der Regel nicht aus, nur die Beiträge unter „Warum dies eine Fehlannahme ist" zu lesen, damit es zu einer Veränderung dieser oft sehr hartnäckigen angstmachenden Erwartungen und Annahmen kommt. Bestimmt werden Sie sich sogar an vielen Stellen sowas gedacht haben wie: *„Im Prinzip weiß ich das ja auch, aber die Angst geht dadurch trotzdem nicht weg"*. Und das stimmt meistens auch. Die bloße Einsicht in logische Inkonsistenzen, verzerrte Risikoeinschätzungen und einseitige Bewertungen von Situationen und eigene Kontroll- oder Bewältigungsmöglichkeiten führt nur sehr selten dazu, dass die Furcht bei der nächsten Begegnung damit tatsächlich nachlässt. Damit sich solche angstmachenden Erwartungen wirklich nachhaltig verändern, muss man sich zumeist wiederholt davon überzeugen, dass sie unzutreffend sind. Genau so funktioniert die in Kapitel 4 vorgestellte Expositionsbehandlung. Sie dient dazu, im Umgang mit gefürchteten Situationen neue Erfahrungen zu machen und Befürchtungen zu widerlegen.

Aufmerksamkeitsfokus und Sicherheitsverhalten

Es gibt noch einige weitere Prozesse, die phobische Ängste aufrechterhalten bzw. sogar begünstigen können, wie z. B. (1) das sogenannte Sicherheitsverhalten, das eine (in der Regel leider nicht zielführende) Strategie zur Abwendung gefürchteter Ereignisse und Konsequenzen ist, und (2) problematische Aufmerksamkeitsprozesse, wie beispielweise eine zu stark auf den Körper gerichtete Aufmerksamkeitsfokussierung. Diese Prozesse haben jedoch eine unterschiedlich große Bedeutung im Rahmen der in Kapitel 3 beschriebenen phobischen Störungen und zeigen sich in Abhängigkeit davon meist auch etwas unterschiedlich. Daher wird in Kapitel 3 dezidierter auf sie eingegangen. Das folgende Beispiel von Frau V. soll Ihnen aber schon einmal einen Eindruck davon vermitteln, wie ungünstig sich diese Strategien und Prozesse auswirken und phobische Ängste begünstigen können.

Fallbeispiel: Frau V. – Aufmerksamkeitsfokus und Sicherheitsverhalten

Frau V. hat das Problem, schnell zu erröten. Ihr ist dieser „Stressausschlag", wie sie es nennt, bestehend aus roten, fleckigen Stellen an Hals und Dekolleté, der manchmal bis zu den Wangen hochwandert, extrem peinlich und sie ist davon überzeugt, deshalb von anderen Menschen für unsicher, komisch und dumm gehalten zu werden. In ihrer Verzweiflung ist Frau V. bereits vor einiger Zeit dazu übergangen, ganzjährig Rollkragenpullover zu tragen und sich die Wangen zu pudern, um dem Problem irgendwie beizukommen. Außerdem achte sie in jeder Gesprächssituation penibel auf die Wahrnehmung eines „von unten aufsteigenden Wärmegefühls", da dieses der Stressröte unmittelbar vorausgehe und sie dann manchmal noch die Chance habe, schnell das Gespräch unter einem Vorwand zu unterbrechen und sich auf der Toilette nachzuschminken. Allerdings habe nichts davon zu einer Besserung geführt. Im Gegenteil: Es werde immer schlimmer. Das Tragen von Rollkragenpullovern selbst an heißen Tagen empfindet Frau V. außerdem als äußerst qualvoll, denn sie bekomme manchmal „kaum Luft in den Dingern". Sehr gelitten habe sie außerdem unter der Aussage einer Freundin, die ihr rückgemeldet hatte, sie wirke in letzter Zeit in Gesprächen nicht mehr so aufmerksam wie früher und sei irgendwie unkonzentriert. Geradezu schockiert war Frau V. aber über den Anruf einer befreundeten Arbeitskollegin, die ihr sagte, dass ihr verändertes Erscheinungsbild bei einem Mittagessen in der Kantine, bei dem Frau V. nicht zugegen war, Gesprächsthema unter ein paar Kolleg*innen gewesen und in diesem Zusammenhang der Begriff „Kirmesclown" gefallen sei. Insbesondere diese beiden Ereignisse haben Frau V.s Überzeugung, ein „komischer und dummer" Mensch zu sein, massiv gestärkt. Es gibt mittlerweile fast gar kein Gespräch mehr, in dem sie nicht errötet, und sie denkt über die Aufnahme einer psychotherapeutischen Behandlung nach.

2 Wie entstehen phobische Störungen?

2.1 Phobieentstehung durch Lernerfahrungen

In den meisten Fällen entstehen phobische Störungen durch Lernprozesse. Wenn wir etwas lernen, heißt das oft nicht viel mehr, als dass wir aufgrund von Erfahrungen Verbindungen zwischen zwei (oder mehreren) Dingen herstellen, zwischen denen für uns zuvor noch keine offensichtliche Beziehung bestand. Das kann beispielsweise bedeuten, dass wir lernen, dass zwei Dinge zeitlich aufeinander folgen (z. B. der Verzehr unreifer Früchte und Bauchweh) oder gemeinsam bestehen (z. B. das Ausbleiben der Monatsblutung und eine Schwangerschaft). Auch für unser Gehirn bedeutet lernen nichts anderes als das Knüpfen neuer Verbindungen. Jeden Tag werden aufgrund der Erfahrungen unseres täglichen Lebens permanent Verbindungen zwischen Nervenzellen, den sogenannten Neuronen, gestärkt oder geschwächt. Das Gehirn ist also ein hochaktives, plastisches Organ, das sich zeitlebens in seiner Struktur und der Vernetzung einzelner Teile weiterentwickelt.

Assoziatives Lernen

Die Entstehung phobischer Störungen beginnt in vielen Fällen damit, dass eine Verbindung (d. h. eine Assoziation) zwischen der Furchtreaktion und der Situation bzw. dem Objekt hergestellt wird, in der bzw. bei dem die Furcht erstmals aufgetreten ist. Eine Konsequenz dieser Verknüpfung besteht darin, dass auch zukünftig die Begegnung mit solchen Reizen oder Situationen dann die Furchtreaktion wieder auslöst. Genauso war es auch im Beispiel von Frau S. (vgl. Seite 15). Der Hundeangriff führte dazu, dass sie fortan Hunde als Bedrohung empfand und jede Begegnung mit Hunden bei ihr sofort Herzklopfen und Muskelspannungen auslöste. Um der Bedrohung durch Hunde und ihrer Angst vor ihnen zu entgehen, begann Frau S. daraufhin, alle Situationen zu vermeiden, in denen sie befürchtete, auf Hunde zu treffen. Wie bereits angesprochen ist die Vermeidung von potenziell lebensbedrohlichen Situationen durchaus wichtig und angemessen. Wie Frau S. bei sich aber selbst beobachtet, kam es in ihrem Fall zu einer Verselbstständigung des Vermeidungsverhaltens, sodass sie sich irgendwann kaum noch aus der Wohnung traute. Zwei Eigenschaften des Vermeidungsverhaltens begünstigen diese Entwicklung. Erstens, Vermeidung wirkt oft erleichternd. Wer hat z. B. noch nicht erlebt, wie erleichternd es sein kann, wenn man, manchmal vielleicht sogar unter Vorgabe eines fadenscheinigen oder sogar geflunkerten Grundes, einem unangenehmen Gespräch oder Termin doch nochmal entgehen konnte? Das Problem am Vermeidungsverhalten ist, dass Menschen – auch in diesem Aspekt unterscheiden wir uns übrigens nicht von Tieren – dazu neigen, Handlungen, die unmittelbar „guttun", sei es, weil damit entweder positive Gefühle verbunden sind, oder, weil dadurch unangenehme Gefühle verhindert werden können, immer häufiger zu zeigen. Die Wissenschaft redet in diesem Zusammenhang vom „Verstärkerwert" einer Handlung (die Folgen einer Handlung verstärken ihre Auftretenswahrscheinlichkeit). Vermeidung hat bei Ängsten einen hohen Verstärkerwert, weil dadurch verhindert werden kann, dass Angst entsteht. Die Folge ist, dass Vermeidung manchmal zu einer immer willkommeneren Strategie wird, um Ängsten vorzubeugen. In manchen Fällen vermeiden Menschen so konsequent, dass im Prinzip gar keine Angst mehr aufkommt, da alle Situationen, in denen sie entstehen könnte, weiträumig umgangen werden. Der Preis dafür ist hoch und es gibt noch ein weiteres Problem: Durch die Vermeidung können die Betroffenen gar keine neuen (Lern-)Erfahrungen in ihren Angstsituationen machen, die die Angst abmildern könnten. Könnte Frau S. sich beispielsweise des Öfteren durch eigene Beobachtungen vergewissern, dass schwanzwedelnde Hunde gut gelaunt, zum Spielen aufgelegt und keineswegs aggressiv sind, wäre die Wahrscheinlichkeit groß, dass sie über die Zeit ihr Vertrauen in Hunde und ihr eigenes Einschätzungsvermögen von hundetypischen Verhaltensweisen wiedergewönne und ihre Furcht nachließe. Da sie solche Situationen durch ihre Vermeidung aber gar nicht mehr erleben kann, beraubt sie sich der Möglichkeit, angstlindernde Erfahrungen zu machen.

Modelllernen

Lernprozesse können auch zur Phobieentstehung beitragen, ohne dass Betroffene jemals selbst schlechte Erfahrungen in einer Situation oder mit einem bestimmten Objekt gemacht haben. In solchen Fällen liegt der Angst häufig das sogenannte Modelllernen zugrunde, wie das folgende Beispiel zeigt.

Fallbeispiel: Tim – Phobieentstehung durch Modelllernen

Für den 12-jährigen Tim steht übermorgen eine kieferorthopädische Behandlung an. Obwohl er weiß, dass viele seiner Klassenkameraden zurzeit auch zu Kieferorthopäd*innen gehen und dies eigentlich für Leute seines Alters nichts Unübliches ist, kann er seit drei Tagen nicht mehr schlafen und hat große Angst vor dem Termin. Er selbst hat zwar noch nie schlechte Erfahrungen mit Ärzt*innen gemacht und seine Eltern hatten ihm zuletzt immer wieder erklärt, dass der Grund für den Termin nur eine erste Abdrucknahme sei, die der Anfertigung einer festen Zahnspange diene. Zu seiner Beruhigung trug das aber nicht bei. Bei Papa war es ja so ähnlich gewesen: Auch er wollte nur kurz zum Zahnarzt zum „Durchchecken", wie er sagte. Zurückgekommen war er dann mit einer dicken Wange und einem Bluterguss unter dem Auge. Ursache dafür war ein gezogener Zahn. Weil eine Zahnwurzel sich so entzündet hatte, dass der Zahn schon abgestorben war, musste ihm der Zahn gezogen werden. Zu allem Überfluss hatte sich Papas Wunde dann auch noch entzündet, er hatte Fieber bekommen und anschließend zwei Wochen lang krank im Bett gelegen. Tim war damals 9 gewesen und hatte sich wirklich Sorgen um ihn gemacht. Noch nachhaltiger beeindruckt war er aber vom Verhalten seines Vaters nach diesem Ereignis. Er ging nicht mehr zu Zahnärzt*innen, selbst wenn er Schmerzen hatte und sprach auch manchmal davon, dass man diesen „Halbgöttern in Weiß" einfach nicht vertrauen könne. Papa, der eigentlich doch vor nichts Angst hatte, traute sich nicht mehr zum Zahnarzt? Und ein Zahnarzt war doch so etwas Ähnliches wie ein Kieferorthopäde, oder nicht? Tim ist sich sicher: Übermorgen könnte alles passieren! Bei dem Gedanken an die Behandlung wird ihm fast schlecht vor Angst.

Wie im Beispiel geschildert sind ängstliche Modelle, oftmals die Eltern, ein häufiger Grund dafür, weshalb Kinder vor Situationen oder Objekten Angst haben, in oder mit denen sie noch keine persönlichen Erfahrungen gemacht haben. Außerdem müssen Menschen das ängstliche Modell gar nicht direkt in der Furchtsituation erleben, um von ihm zu lernen. (Tim hat seinen Vater ja auch nicht beim Zahnarzt erlebt, sondern nur sein Verhalten danach.) Wie im Beispiel kann Modelllernen folglich auch recht indirekt stattfinden, z. B. durch die Beobachtung von Symptomen von Erwartungsangst bei einer engen

Bezugsperson, also der Angst, die oft schon weit im Voraus eines gefürchteten Ereignisses auftritt.

Informationslernen

Ein Teil der Phobien, wie z.B. die Flugphobie, entwickelt sich jedoch oft weder durch eigene Erfahrungen noch durch furchtsame Modelle. Vielmehr sind dafür manchmal Informationen, Berichte oder auch bestimmte Mythen, d.h. Geschichten mit falschen oder einseitigen Inhalten, verantwortlich. So tragen z.B. Fernsehberichte von Flugzeugabstürzen regelmäßig dazu bei, dass bei Anbietern von Flugangstseminaren die Nachfrage unmittelbar danach spürbar steigt. Nur ein verschwindend geringer Teil von Menschen, die Angst vor Flugzeugabstürzen haben, ist hingegen selbst schon einmal abgestürzt. Das Problem an Presseberichten über solche und andere Katastrophen ist leider, dass Menschen, wie in Kapitel 1.3 geschildert, die Auftretenswahrscheinlichkeit solcher Ereignisse dadurch dramatisch überschätzen und eine vollkommen verzerrte Risikoeinschätzung entsteht. Das liegt daran, dass wir keine genauen Informationen darüber haben, wie oft in bestimmten Situationen nichts Schlimmes passiert, denn darüber finden wir natürlich keine Berichte. Oder haben Sie schon einmal irgendwo die Schlagzeile gelesen *„Am heutigen Dienstag haben wieder alle 200.000 Flugzeuge* (ungefähr so viele Maschinen starten und landen weltweit täglich), *alle Passagiere und die gesamte Fracht sicher an ihren Bestimmungsort gebracht*"? Wenn ja, handelt es sich dabei hoffentlich nicht um Ihr Lieblingsblatt, denn es bestünde wahrscheinlich echter Anlass zur Sorge um dessen Auflage.

Auch Tierphobien scheinen zu einem relativ hohen Prozentsatz durch Informationslernen vermittelt zu werden. So geben z.B. ca. 15 % aller diagnostizierten Tierphobiker*innen an, niemals selbst schlechte Erfahrungen mit dem gefürchteten Tier gemacht zu haben, sondern die Furcht aufgrund der Kenntnis bestimmter „gefährlicher" Eigenschaften des Tieres erworben zu haben. Solche „Kenntnisse" beruhen jedoch nicht immer auf Fakten. Beispielsweise hält sich in der Bevölkerung hartnäckig das Gerücht, dass ein Mensch in seinem Leben statistisch gesehen ca. 8 Spinnen verspeist, ohne es zu merken. Dies geschehe angeblich vor allem nachts, weil Spinnen während des Schlafes in den geöffneten Mund krabbelten, um dort Schutz zu suchen – eine Vorstellung, die Menschen mit Spinnenphobie den Angstschweiß auf die Stirn treibt. Expert*innen halten dagegen, dass dies absolut unmöglich sei, da sich der Ausatemstrom eines Menschen für eine Spinne in etwa so ähnlich anfühle wie ein Orkan mit Windstärke 12 für einen Menschen und geöffnete Münder für Spinnen daher eher nicht als geschützte Rückzugsorte infrage kämen. Trotzdem sind es oft solche Mythen und Falschannahmen, aufgrund derer Menschen in bestimmten Situationen große Angst haben und die eine Phobieentwicklung begünstigen oder sogar auslösen können.

Begünstigung der Phobieentstehung durch vorbereitete Furchtreize

Manchmal wird die phobische Angst aber weder im Laufe des Lebens durch eigene oder stellvertretende Erfahrungen erworben noch durch die Vermittlung von Informationen begünstigt. Betroffene berichten dann oft, es habe nie eine Zeit gegeben, in der sie keine Angst in der phobischen Situation gehabt hätten. Das kann natürlich daran liegen, dass sie manchmal einfach noch zu klein waren, um sich bewusst an negative Erfahrungen erinnern zu können, die zur Phobieentwicklung beigetragen haben – hirnreifungsbedingt ist bewusstes Erinnern erst ab einem Alter von ungefähr 5 Jahren möglich. Die angesprochenen assoziativen Lernprozesse, durch die Furchtreaktionen mit bestimmten Situationen und Objekten verknüpft werden, funktionieren interessanterweise bereits viel früher im Leben.

Tatsächlich ist uns die Furcht in einigen Situationen bzw. vor einigen Reizen aber auch in die Wiege gelegt – Psycholog*innen sprechen in diesem Zusammenhang von „vorbereiteten" Furchtreizen. Das trifft insbesondere auf natürliche Umweltreize zu, mit denen wir im Laufe der Menschheitsentwicklung genügend Zeit und Gelegenheit hatten, negative Erfahrungen zu machen (z. B. Dunkelheit, Höhen, Spinnen, Schlangen). Sich vor solchen Reizen oder Situationen zu fürchten, stellte für unsere Vorfahren einen Überlebensvorteil dar und wurde daher häufiger an die nächste Generation weitergegeben. Heutzutage würde dem Überleben von Kindern eine angeborene Angst vor Steckdosen, Pistolen und Autos natürlich eher dienlich sein, aber das bräuchte viele Generationen Zeit.

Auch im Zusammenhang mit vorbereiteten Ängsten spielen Lernprozesse eine wichtige Rolle. Diesmal helfen sie hingegen dabei, Ängste zu überwinden. So scheinen z. B. häufige Erfahrungen mit Höhensituation im Kindesalter, selbst dann, wenn sie einen Sturz aus dem Apfelbaum beinhalten, vor der Entwicklung einer Phobie eher zu schützen und Menschen gegen Höhenangst zu immunisieren, als dass sie zu einer Phobieentwicklung beitragen (Stadtmenschen haben im Durchschnitt z.B. mehr Höhenangst als Landbewohner*innen). Manchmal helfen Lernprozesse also auch, phobische Ängste wieder loszuwerden. Das machen sich auch die in Kapitel 5 beschriebenen Therapieansätze zunutze.

2.2 Was sind andere an der Entstehung und Aufrechterhaltung phobischer Störungen beteiligte Faktoren?

Wie beschrieben spielen unterschiedliche Lernprozesse bei der Entstehung phobischer Störungen eine wichtige Rolle. Es sind aber noch einige weitere biologische, psychologische, soziale und Umweltfaktoren an der Entstehung und Aufrechterhaltung einer phobischen Störung beteiligt, die (Teil-)Antworten auf die Fragen liefern können, warum Menschen auf negative Erfahrungen, Modelle und Informationen oft so unterschiedlich reagieren und weshalb einige in der Folge eine phobische Störung entwickeln und andere nicht. Im oben geschilderten Fallbeispiel entwickelte Frau S. nach der Attacke des Hundes eine phobische Störung (vgl. Seite 15). Es gibt aber auch genauso einige Menschen, die schlechte Erfahrung mit Hunden gemacht haben und bis heute ein sehr entspanntes Verhältnis zum „besten Freund des Menschen" haben. Aber woran liegt das?

Genetische Untersuchungen, die vor der Entwicklung neuerer Methoden vor allem mit Zwillingspaaren durchgeführt wurden, konnten zeigen, dass es für einige phobische Störungen – hier sind vor allem Spezifische Phobien vom Tiertypus und Blut-Spritzen-Verletzungsphobien zu nennen – ein beträchtliches erbliches Risiko gibt. Es wird z.B. angenommen, dass Menschen mit einer Blut-Spritzen-Verletzungsphobie genetisch bedingt eine etwas stärkere Ohnmachtsneigung aufweisen, d.h., dass ihr Körper beim Anblick von Blut, Spritzen oder Verletzungen schneller und stärker Gegenregulationsmaßnahmen einleitet (vgl. Kasten zur Blut-Spritzen-Verletzungsphobie auf Seite 17). Außerdem geht man davon aus, dass sich viele Menschen mit Spinnenphobie intensiver und schneller ekeln als andere. Dadurch haben in diesem Bereich „genetisch vorbelastete“ Menschen ein höheres Risiko, im Zusammenhang mit Spritzen bzw. Spinnen schlechte und nachhaltig negative Erfahrungen zu machen als Menschen ohne diese genetisch bedingten Besonderheiten, weil sie auf die jeweiligen Reize besonders stark reagieren. Dementsprechend sind Menschen mit diesen genetisch vorbereiteten Reaktionen dann auch anfälliger für die Entwicklung der jeweiligen phobischen Störung. Genau wie die angesprochene Ekelneigung wird auch die Neigung zur Ängstlichkeit, also die Veranlagung, in unterschiedlichen Situationen und Bedrohungslagen mit Furcht zu reagieren, durch genetische Faktoren beeinflusst und kann sich dadurch ebenfalls auf das individuelle Risiko auswirken, eine Phobie zu entwickeln.

Es sind im Prinzip auch solche genetisch beeinflussten Reaktionsvorbereitungen, die sich neben Erziehungs- und Lernerfahrungen im Laufe des Lebens in dem abbilden, was wir gemeinhin als „Persönlichkeit“ und „Temperament“ bezeichnen. Tatsächlich scheinen bestimmte Persönlichkeits- und Temperamentseigenschaften ebenfalls die Entwicklung phobischer Störungen zu begünstigen. So entwickeln z. B. Menschen mit einer starken Verhaltenshemmung, die durch eine große Vorsicht und oft auch einen eher vermeidenden Umgang mit neuen Situationen gekennzeichnet ist, häufiger phobische Störungen als Menschen ohne diese Eigenschaft. Genauso verhält es sich mit Kindern, die von ihren Eltern als sehr zurückhaltend, schüchtern und introvertiert beschrieben werden. Sie scheinen ebenfalls ein leicht erhöhtes Risiko für die Entwicklung einer phobischen Störung – in diesem Fall insbesondere einer Sozialen Phobie – aufzuweisen. Als wahrscheinlich wichtigster Persönlichkeitsfaktor im Zusammenhang mit der Entwicklung phobischer Störungen hat sich aber die Dimension der emotionalen Instabilität erwiesen, die auch „Neurotizismus“ genannt wird. Menschen mit einer recht starken Neurotizismus-Ausprägung fühlen sich häufiger nervös und emotional beeinträchtigt als andere, haben in ihrem Leben vermehrt mit unspezifischen Ängsten zu kämpfen und sind auch anfälliger für die Entwicklung phobischer Störungen.

Aber nicht nur genetische Faktoren, sondern auch Umweltfaktoren, wie der Erziehungsstil und durch die Eltern vermittelte Werte, prägen die Sicht auf die Welt und das Selbst und spielen eine Rolle bei der Phobieentstehung. Welches Bild man von sich selbst hat und wie man eigene Stärken und Schwächen selbst wahrnimmt und beurteilt, wird sehr durch die (elterliche) Erziehung geprägt und es ist bekannt, dass eine eher negative Selbstwahrnehmung und Defizite im Selbstbild die Entwicklung einer Phobie, insbesondere einer Sozialen Phobie, begünstigen. Erziehungs- und Sozialisationserfahrungen nehmen z. B. auch Einfluss darauf, in welchem Ausmaß Menschen annehmen, die Kontrolle über die Geschicke ihres Lebens zu haben. Glaubt man also eher, alles im Leben passiere durch schicksalhafte Fügung und man selbst habe wenig Einfluss oder hält man sich im Prinzip für seines Glückes Schmied? Unterschiede in solchen gedanklichen Stilen und Lebensanschauungen konnten von der Wissenschaft ebenfalls als Risikofaktoren für die Phobieentwicklung identifiziert werden.

Sogenannte Kontextfaktoren spielen ebenfalls eine wichtige Rolle für die Phobieentwicklung, denn wir verarbeiten dasselbe Erlebnis in Abhängigkeit davon, wann und wo es passiert, unterschiedlich.

> **Beispiel**
>
> Entdeckt man plötzlich am helllichten Tag beim entspannten Kaffeetrinken mit Freunden eine Spinne auf der Hauswand vor sich, spürt man, wenn man für Spinnenangst empfänglich ist, wahrscheinlich ein deutliches Unbehagen und etwas Ekel, aber man empfindet wahrscheinlich noch keine unkontrollierbare Furcht. Begegnet man derselben Spinne aber einige Monate später allein in einer dunklen Kellerecke, also dort, wo Hauswinkelspinnen typischerweise anzutreffen sind, ist starkes Erschrecken, heftiger Ekel und panikartige Flucht eine viel wahrscheinlichere Folge. Eine Konsequenz dieser Begegnung könnte darin bestehen, das Wagnis, in den Keller zu gehen, fortan nicht mehr einzugehen.

Dadurch ist das Risiko, dass sich aus der letztgenannten Begegnung mit der Spinne eine Phobie entwickelt, um ein Vielfaches höher als bei der ersten Begegnung. Diese beileibe noch nicht vollständige Vorstellung verdeutlicht hoffentlich, wie vielfältig die Faktoren sind, die Einfluss auf das Risiko für die Entstehung und Aufrechterhaltung einer phobischen Störung nehmen können und warum die Wissenschaft von einem „multifaktoriellen Entstehungsmodell" phobischer Störungen ausgeht.

3 Welche unterschiedlichen phobischen Störungen gibt es?

Moderne Beschreibungen phobischer Störungen unterscheiden auf der Basis bestehender Gemeinsamkeiten und Unterschiede die Soziale Phobie, die seit einiger Zeit auch Soziale Angststörung genannt wird, von Agoraphobien und der Gruppe der Spezifischen Phobien.

3.1 Soziale Phobie (Soziale Angststörung)

Das Kernmerkmal Sozialer Phobien besteht darin, dass betroffene Menschen massive Angst vor der negativen Bewertung durch andere haben. Ihre Hauptbefürchtung bezieht sich darauf, etwas zu tun oder zu sagen, was ihnen peinlich sein müsste, sie in den Augen anderer demütigen könnte oder, dass andere Menschen aufgrund eigener Fehler oder Unzulänglichkeiten schlecht von ihnen denken könnten. Das führt zumeist dazu, dass soziale Situationen, in denen die Betroffenen das Risiko hoch einschätzen, vor anderen lächerliches oder peinliches Verhalten zu zeigen oder sich nicht als kompetent zu erweisen, entweder gänzlich vermieden werden oder nur unter sehr starkem Unbehagen und großer Angst ertragen werden können. In manchen Fällen bezieht sich diese Bewertungsangst nur auf eine oder wenige soziale Situationen, wie z. B. Kennenlernsituationen, oder auf eine bestimmte Tätigkeit (z. B. in der Öffentlichkeit zu essen). Hier spricht die Wissenschaft dann von einer spezifischen Sozialen Angststörung. Wenn sie sich vor allem in typischen Leistungssituationen zeigt, in denen bestimmte Tätigkeiten gefordert sind, z. B. bei Meetings im Arbeitskontext, Prüfungen oder Vorträgen, dann handelt es sich um eine leistungsgebundene Soziale Angststörung. Häufiger empfinden Menschen aber in vielen, manchmal sogar nahezu in allen sozialen Situationen starke Angst vor negativer sozialer Bewertung, also auch dann, wenn sie nichts Besonderes leisten müssen oder durch eine bestimmte Tätigkeit automatisch im Fokus der Aufmerksamkeit anderer stehen, und haben nur im Kreise ganz enger Freunde oder Familienangehöriger keine Angst davor, sich lächerlich zu machen. In solchen Fällen wird von einer generalisierten Sozialen Angststörung gesprochen.

Bei Sozialen Phobien spielen Aufmerksamkeitsprozesse eine wichtige Rolle für die Aufrechterhaltung der Störung. Beispielsweise fokussieren sich Menschen mit Sozialer Phobie in aus ihrer Sicht kritischen Situationen oft auf Veränderungen des eigenen Körpers. Sie befürchten z. B. zu erröten oder achten sehr auf ihre Stimme, weil sie vermeiden wollen, undeutlich oder atonal zu sprechen. Das führt dann gleich zu mehreren Problemen: Erstens steht dadurch weniger Konzentration für situationsangemessene Handlungen, z. B. die Beantwortung einer Frage des Gesprächspartners, zur Verfügung, mit der negativen Folge, dass die Fähigkeit, angemessen zu reagieren, dadurch zuweilen tatsächlich abnehmen kann. Zweitens werden durch die Aufmerksamkeitsausrichtung auf den eigenen Körper Veränderungen oft viel stärker wahrgenommen, eben weil sich die Personen so sehr darauf konzentrieren. Leider können beide geschilderten Prozesse dazu führen, dass bei den Betroffenen die ohnehin schon bestehende Überzeugung weiterwächst, sich inkompetent und lächerlich zu benehmen (vgl. dazu auch das Beispiel von Frau V. auf Seite 31).

Ebenfalls sehr wichtig für die Aufrechterhaltung und Verschlimmerung phobischer sozialer Ängste ist das sogenannte Sicherheitsverhalten (wie ebenfalls das Beispiel von Frau V. zeigt). Damit sind alle Vorkehrungen gemeint, die Menschen mit Sozialer Angststörung treffen, um zu verhindern, sich peinlich zu benehmen und von anderen Menschen negativ bewertet zu werden. Insbesondere in Gesprächssituationen sind diese meist sehr vielfältig, z. B. sich vorher die Worte genau zurechtzulegen und sozusagen einen auswendig gelernten Text abzuspulen, den Blickkontakt entweder vollständig zu vermeiden oder ihn extrem zu halten (je nachdem, was die Betroffenen für angemessen halten), auf keinen Fall Gesprächspausen entstehen zu lassen oder sich nur bei bestimmten Themen, bei denen man ganz sicher ist, einigermaßen kompetente Beiträge liefern zu können, überhaupt an Gesprächen zu beteiligen. Eine Strategie zur Kaschierung körperlicher Furchtsymptome könnte z. B. darin bestehen, nur ganz bestimmte Kleidungsstücke zu tragen, auf denen z. B. Schweißflecken vermeintlich weniger sichtbar sind, oder sich extrem zu schminken, um befürchtetes Rotwerden zu überdecken. Schon beim Lesen der keinesfalls als vollständig zu betrachtenden Auflistung möglicher Sicherheitsverhaltensweisen wird Ihnen deutlich werden, dass diese Strategien in den meisten Fällen nicht unbedingt geeignet sein dürften, um die gefürchtete Konsequenz einer negativen Bewertung durch andere abzuwenden, sondern im Gegenteil manchmal sogar dazu beitragen, dass genau diese sogar wahrscheinlicher wird. Wie würde es wohl auf Sie wirken, wenn ihr*e Gesprächspartner*in sehr oft einfach gar nichts sagt, bei gelegentlichen Wortbeiträgen mehr referiert als mit Ihnen spricht und sehr darum bemüht ist, Ihnen dabei möglichst nicht in die Augen zu schauen? Wenn auch etwas plakativ, verdeutlicht dieses Beispiel doch, wie ungünstig sich Sicherheitsverhalten zuweilen auswirken kann. Nicht selten führt es sogar erst dazu, dass Betroffene zumindest für „irgendwie merkwürdig“ oder „komisch“ gehalten werden. Außerdem kann Sicherheitsverhalten auch genau die körperlichen Prozesse anstoßen, die Betroffene unbedingt vermeiden wollen. Zum Beispiel kann das feste Andrücken der Arme an den Körper, durch die Schweißflecke nicht sichtbar werden sollen, zu vermehrtem Schwitzen führen. Ebenfalls problematisch am Sicherheitsverhalten ist, dass es die oben beschriebene Selbstaufmerksamkeit verstärkt und seine Anwendung in der Regel konsequent verhindert, dass durch ein Ausbleiben negativer Ereignisse angstauslösende Erwartungen korrigiert werden können. Denn wie soll man hinterher noch wissen, ob das furchtsam erwartete Stottern oder Stammeln nun ausgeblieben ist, weil man sich einfach so gut mit dem Thema seines Vortrages auskannte und eigentlich entspannt vortragen kann, oder doch nur, weil man zum Glück seinen Talisman in Form eines Fotos der oder des Liebsten in der Tasche hatte?

Diese hier nur recht kurz angerissenen Prozesse wie die Ausrichtung des Aufmerksamkeitsfokus und die Anwendung von Sicherheitsverhalten können auch bei den im Anschluss geschilderten phobischen Störungen eine Rolle spielen, kommen aber besonders häufig bei der Sozialen Phobie vor. Sie sollten bei der Behandlung dieser Störung unbedingt berücksichtigt werden, finden aber unter den in Kapitel 4 beschriebenen expositionsbasierten Behandlungsstrategien nur unzureichende Erwähnung, da dort vor allem Strategien beschrieben werden, die für alle phobischen Störungen gleichermaßen zur Anwendung kommen können. Interessierte Leser*innen werden daher ausdrücklich auf den *Ratgeber Soziale Phobie* von von Consbruch und Stangier (2021) verwiesen, der sich ausschließlich der Beschreibung der Sozialen Phobie und ihrer Behandlung widmet.

Auf einen Blick: Soziale Phobie (Soziale Angststörung)

- *Was ist das Hauptmerkmal?* Furcht vor negativer Bewertung durch andere und Vermeidung entsprechender Situationen, z. B. Prüfungen, Partys, Gespräche mit Vorgesetzen, Rendezvous usw. – im äußersten Fall aller Situationen, in denen Menschen aufeinandertreffen können.

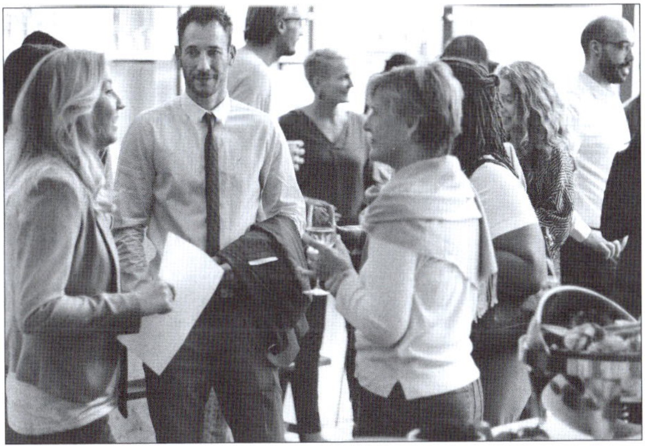

© shutterstock.com/ Rawpixel.com

- *Was sind die zentralen Befürchtungen?* Furcht vor Blamage, Versagen oder negativer Bewertung im Allgemeinen.
- *Was ist typisch?* Erwartungsängste, Aufmerksamkeitsfokussierung auf körperliche Furchtsymptome, Sicherheitsverhalten, negatives Selbstbild. Echte Schwächen im sozialen Umgang mit anderen bestehen in der Regel nur sehr selten.
- *Gibt es Subtypen?* Manchmal wird zwischen einer spezifischen Sozialen Phobie (Angst besteht nur in einer bestimmten sozialen Situation) und einer generalisierten Sozialen Phobie (Angst besteht in vielen sozialen Situationen) unterschieden. Wenn die Angst nur in Leistungssituationen (Prüfungen etc.) besteht, wird auch von einer leistungsgebundenen Sozialen Phobie gesprochen.
- *Wie lange dauert die Störung?* Sie sollte erst diagnostiziert werden, wenn die phobischen Ängste länger bestehen, typischerweise länger als 6 Monate. Dann bildet sie sich aber auch nur selten von allein wieder zurück und kann ohne Behandlung über Jahre oder Jahrzehnte bestehen.
- *Wie gut sind die Heilungsaussichten?* Bei einer kognitiv-verhaltenstherapeutischen Behandlung sind die Aussichten auf eine Heilung sehr gut.

Fallbeispiel: Frau L. – Soziale Phobie

Frau L. stammt aus Schlesien. Seit ihrem 18. Lebensjahr lebt sie in Deutschland. In ihrem streng katholischen Elternhaus wurde viel Wert auf Ordnung und gute Schulleistungen gelegt. Sie selbst ist sehr darauf bedacht, stets einen guten Eindruck zu hinterlassen und im Beruf sorgfältig und gewissenhaft zu arbeiten. In der psychotherapeutischen Praxis stellt sie sich vor, weil sie sich im Beisein anderer Personen nicht traue, zu essen und zu trinken bzw. dies nur unter großer Angst und Anspannung tue. Sie bekomme dann Herzrasen, fange an zu schwitzen, fühle sich zittrig und befürchte, dadurch auch eine zittrige Stimme zu bekommen. Einzig mit ihrem Ehemann könne sie gemeinsam angstfrei essen, weil sie wisse, dass dieser sie niemals auslachen würde. Am meisten fürchtet Frau L. das Essen und Trinken in der Öffentlichkeit und bei offiziellen Anlässen. Sie berichtet, dann schon Tage zuvor aufgeregt und nervös zu sein. Vor solchen Essensanlässen trinke sie zur Beruhigung oftmals Alkohol (meistens einen Schnaps), nehme Baldrian ein oder bei starker Angst auch vom Hausarzt verschriebene Beruhigungsmittel, nur um die Situation irgendwie zu überstehen. Sie beschreibt ihre Befürchtungen wie folgt: *„Ich werde bestimmt mit der Hand zucken, das ganze Essen wird mir von der Gabel fallen und alle werden es sehen. Die denken dann bestimmt, dass mit mir etwas nicht stimmt, und alle halten mich für einen Trottel.“* Besonders groß sei die Angst am Arbeitsplatz, wenn z.B. der Geburtstag einer Kollegin gefeiert würde oder beim Sektempfang für Kunden. Dann vermeide sie weitestgehend komplett, etwas zu essen oder zu trinken, um sich nicht zu blamieren. Als besonders schwierig empfinde Frau L. das Kaffeetrinken, da sie dann aus kleinen, vollen Tassen mit zierlichen Griffen trinken müsse. Wenn sie das nicht vermeiden könne, beobachte sie stets die Tischgesellschaft und nehme immer nur dann einen Schluck, wenn niemand in ihre Richtung schaue. Sie selbst bezeichnet ihre Ängste als unrealistisch und übertrieben und fühlt sich stark beeinträchtigt, da sie ja in sämtlichen Lebensbereichen damit rechnen müsse, plötzlich von anderen dazu eingeladen zu werden, etwas zu essen oder zu trinken. Durch dieses Problem hat sich Frau L. zuletzt sehr von anderen Menschen zurückgezogen und dadurch deutlich an Lebensqualität verloren.

3.2 Agoraphobie

Menschen mit einer Agoraphobie haben starke Angst in Situationen, aus denen sie im Falle des Auftretens plötzlicher, angstmachender körperlicher Veränderungen – häufig wird z.B. das Auftreten einer Panikattacke befürchtet – entweder gar nicht oder nur sehr schwer flüchten können oder in denen ein plötzliches Verlassen der Situation extrem peinlich und unangenehm wäre (z.B. in einem Theater mit vielen anderen Zuschauer*innen in einer Reihe zu sitzen und plötzlich an die frische Luft zu müssen). Eine weitere, von vielen Menschen mit Agoraphobie gefürchtete Gegebenheit ist, in einer Situation (z.B. bei einem Waldspaziergang) allein zu sein, sodass Hilfe, falls sie dringend benötigt wird, nicht rechtzeitig vor Ort sein könnte. Menschen, die an einer Panikstörung mit häufigen situationsungebundenen Panikattacken leiden, sind daher auch besonders gefährdet für die Entwicklung einer Agoraphobie und die beiden Störungen bestehen häufig auch gemeinsam. In diesen Fällen wird dann von einer Panikstörung mit Agoraphobie gesprochen.

Anders als Menschen mit einer Sozialen Phobie, für die oft die Wahrscheinlichkeit negativer Bewertung durch andere das „Bedrohungspotenzial" einer Situation definiert, teilen Menschen mit einer Agoraphobie Situationen häufig in Abhängigkeit davon in relativ „sichere" und „unsichere" Orte ein, wie katastrophal sie die Konsequenz eines körperlichen Kontrollverlusts (meist einer Panikattacke) in der jeweiligen Situation einschätzen. Das eigene Zuhause ist für viele daher oft ein recht sicherer Ort, insbesondere wenn die Partner*innen ebenfalls zugegen sind und man im Falle bedrohlich erscheinender körperlicher Veränderungen nicht alleine wäre. Alleine Auto zu fahren hingegen ist für viele Menschen mit Agoraphobie kaum möglich, weil allein schon der Gedanke daran, bei der Fahrt plötzlich in Panik zu geraten und die Kontrolle über das Fahrzeug zu verlieren, dadurch unmittelbar in Lebensgefahr zu geraten und eventuell sogar noch andere in Gefahr zu bringen, sofort zu Herzklopfen und starker Furcht führt. Welche körperlichen Veränderungen Betroffene befürchten, kann im Einzelfall sehr unterschiedlich sein. Häufig geht es aber darum, eine Panikattacke oder einen Herzinfarkt zu bekommen, ohnmächtig zu werden, manchmal aber auch um sehr peinliche Kontrollverlusterfahrungen, wie z.B. plötzlich eine Durchfallattacke zu erleiden oder verrückt zu werden. Für Menschen mit Agoraphobie ist es daher zumeist sehr wichtig, dass sie jederzeit die Möglichkeit haben, sich schnell aus

Situationen entfernen zu können, um z. B. „an die frische Luft“ zu kommen. Das kann z. B. zur Folge haben, dass sie sehr darauf achten, in geschlossenen Räumen (z. B. im Kino oder im Theater) immer nahe am Ausgang zu sitzen, am besten so, dass andere Anwesende gar nicht erst mitbekommen, wenn sie sich hastig aus dem Raum entfernen. In solchen Momenten empfinden Menschen mit Agoraphobie auch oft Scham, aber darum geht es im Gegensatz zur Sozialen Phobie nicht hauptsächlich. Extreme Furcht haben Menschen mit Agoraphobie hingegen in Situationen, die das gemeinsame Merkmal „kein sofortiges Entkommen möglich“ tragen. Die jeweiligen Situationen können dabei inhaltlich sehr unterschiedlich sein, z. B. kann dieser Eindruck inmitten größerer Menschenmengen (z. B. auf Weihnachts- oder Jahrmärkten) entstehen oder beim Durchfahren eines Tunnels, in Fahrstühlen, aber auch auf Flügen oder während Zahnbehandlungen auftreten. Immer dann, wenn Menschen den Eindruck haben, sich nicht jederzeit der Situation entziehen zu können, können agoraphobische Ängste auftreten. Das zweite Merkmal agoraphobischer Situationen ist, wie bereits angesprochen, ein eingeschränkter oder fehlender Zugang zu (medizinischer) Hilfe. Dadurch können dann z. B. Waldspaziergänge, große Plätze oder andere menschenleere Orte zu agoraphobischen Situationen werden. Nur, um Missverständnissen vorzubeugen: In einigen der beispielhaft genannten Situationen haben Menschen starke Angst aus anderen, nicht agoraphobischen Gründen. So ist zum Beispiel die Angst vorm Fliegen wesentlich häufiger der Furcht vor Abstürzen und die hartnäckige Vermeidung zahnärztlicher Behandlungssituationen der Angst vor Schmerzen geschuldet, als dass fehlende Fluchtmöglichkeiten bzw. nicht verfügbare Hilfe der Anlass für die Angst in diesen Situationen wären.

Ein sehr häufiges Problem von Menschen mit Agoraphobie besteht darin, dass sie im Zeitverlauf immer weniger Situationen als „sicher“ einschätzen, dort also nicht mit dem Auftreten „gefährlicher“ Körpersymptome rechnen und folglich beginnen, immer mehr Situationen zu vermeiden. Anders als Menschen mit einer Spezifischen Phobie, die in der Regel ja „nur“ eine Situation fürchten, neigt das Vermeidungsverhalten von Menschen mit Agoraphobie daher viel schneller dazu, sich breit auf unterschiedliche Situationen auszuweiten (Psycholog*innen sprechen dann von einer Generalisierung des Vermeidungsverhaltens). Das kann letztlich so weit gehen, dass Menschen mit Agoraphobie ihr Haus gar nicht mehr verlassen können, weil sie alle außerhäuslichen Situationen als unsicher einschätzen.

Auf einen Blick: Agoraphobie

- *Was ist das Hauptmerkmal?* Furcht in und Vermeidung von mindestens zwei Situationen, in denen im Falle des Auftretens gefürchteter körperlicher Veränderungen (meist wird eine Panikattacke befürchtet) eine Flucht nicht möglich oder peinlich oder keine Hilfe erreichbar wäre, z.B. beim Autofahren, in Kaufhäusern, Supermarkten, Fahrstühlen, Menschenmengen, öffentlichen Verkehrsmitteln, Flugzeugen, Kinos, Theatern, offenen Plätzen, beim in einer Schlange stehen etc. – im äußersten Fall in allen außerhäuslichen Situationen.

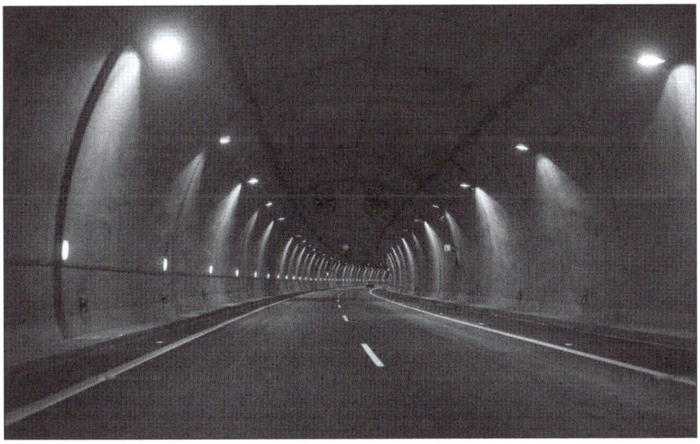

© shutterstock.com/ Marxstudio

- *Was sind die zentralen Befürchtungen?* Keine Hilfe bei Panik oder bedrohlichen körperlichen Veränderungen bekommen zu können, peinliche Symptome (z.B. Durchfall) zu zeigen, die Situation nicht verlassen zu können, sich bei einer plötzlichen Flucht sehr peinlich zu verhalten.
- *Was ist typisch?* Unterteilung von Situationen in „sicher“ und „unsicher“, stärkste Angst oft in der räumlichen Mitte zwischen zwei „sicheren“ Orten oder der zeitlichen Mitte einer „unsicheren Situation“. Es tritt meist deutlich weniger oder gar keine Angst bei Anwesenheit vertrauter Personen auf. Die gefürchteten Angstanfälle können im Verlauf völlig verschwinden (manchmal haben Betroffene auch noch nie welche gehabt), aber die agoraphobische Angst bleibt trotzdem bestehen.
- *Gibt es Subtypen?* Nein. Es wird aber oft zwischen einer (reinen) Agoraphobie (ohne eine Panikstörung in der Vorgeschichte) und einer Agoraphobie mit Panikstörung unterschieden.
- *Wie lange dauert die Störung?* Genau wie die Soziale Phobie sollte die Agoraphobie erst diagnostiziert werden, wenn die Symptome länger bestehen,

typischerweise länger als 6 Monate und auch sie neigt dazu, unbehandelt zu einer chronischen und sehr beeinträchtigenden Störung zu werden.

- *Wie gut sind die Heilungsaussichten?* Bei einer kognitiv-verhaltenstherapeutischen Behandlung sind die Aussichten auf eine Heilung ebenfalls sehr gut.

Fallbeispiel: Herr T. – Agoraphobie

Herr T. ist Mitte 30 und arbeitet in der IT-Branche. Sein Leben bestand lange nur daraus, viel zu arbeiten, seine Karriere voranzutreiben und in seiner wenigen Freizeit exzessive Partys zu feiern. Ein Vorfall vor nun mittlerweile fast zwei Jahren veränderte sein Leben grundsätzlich. Wie aus dem Nichts bekam er starke Brustschmerzen, Atemnot und musste sich übergeben. Dann fiel er ins Koma. Als er nach einer Woche wieder erwachte, erklärten ihm die Ärzte, dass der Grund für seine Symptome eine Hirnblutung aufgrund eines geplatzten Aneurysmas gewesen sei. Die Wahrscheinlichkeit bleibender Schäden sei in diesen Fällen extrem hoch. Herr T. habe aber Glück gehabt. Die Blutung sei erfolgreich gestoppt worden, alle seine Körperfunktionen seien vollständig intakt und die Leistungsfähigkeit seines Gehirns hätte ebenfalls keinerlei Beeinträchtigung erfahren. Nach einer kurzen Überwachungsphase im Krankenhaus sagte man ihm, er solle zukünftig etwas auf seinen Blutdruck achten und sein Gewicht reduzieren. Dann wurde er entlassen. *„Erstmal war ich sehr erleichtert und dachte, mein Leben geht jetzt einfach weiter, aber irgendwie hatte ich auch Angst, dass sowas wieder passieren könnte.“* Drei Wochen nach der Entlassung bekam er *„wie aus heiterem Himmel“* eine Panikattacke mit Atemnot, Herzrasen und *„dem Gefühl, als bekäme ich jetzt wieder eine Aneurysmablutung“*. Fortan machte sich Herr T. immer große Sorgen, wenn er alleine in ein Auto steigen und zu seinem Arbeitsplatz fahren musste. *„Irgendwie hatte ich dann immer Herzklopfen und dachte, wenn ich jetzt hier wieder so einen Panikanfall bekomme, kann mir ja gar keiner helfen oder ich falle in Ohnmacht und fahre mit dem Auto noch in jemanden rein.“* Außerdem war er sich überhaupt nicht sicher, ob das Herzklopfen nicht auch mit einem Blutdruckanstieg verbunden war, den es nach Aussage der Ärzte ja unbedingt zu verhindern galt, um nicht erneut eine Aneurysmablutung zu bekommen. Herr T. begann daher, sich bei der Arbeit häufig krank zu melden und, wann immer irgendwie möglich, „Homeoffice“ zu machen. Allerdings führte das keinesfalls zu einer Besserung seiner Situation. Im Gegenteil: Mit der Zeit empfand Herr T. immer mehr außerhäusliche Situationen als so unangenehm und gefährlich, dass selbst die kleinsten Erledigungen und Einkäufe für ihn zu unüberwindbaren Herausforderungen wurden. Er stellte sich auf Anraten seiner Frau in der Ambulanz vor, die ihn auch zum ersten Termin begleitete. Dort wirkte er zunächst sichtlich verzweifelt und sehr belastet.

3.3 Spezifische Phobie

Menschen mit einer Spezifischen Phobie haben extreme Angst in einer bestimmten Situation (z.B. beim Fliegen), vor bestimmten Tieren (z.B. Würmern), Orten (z.B. Brücken) oder Ereignissen (z.B. sich übergeben zu müssen) und vermeiden diese in der Regel, wenn und wann immer möglich. Schon der Gedanke an eine Begegnung mit dem gefürchteten Objekt oder an die gefürchtete Situation kann bei ihnen die in Kapitel 1 geschilderten körperlichen phobischen Furchtsymptome auslösen und die Vermeidung gefürchteter Konsequenzen und aus der Vermeidung resultierende Folgeprobleme schränken die Lebensqualität und das Funktionieren im Alltag oft deutlich ein. Diese Einschränkungen können sich aber je nach der Art des phobischen Objekts stark unterscheiden. Ist beispielsweise die Begegnung mit einer Schlange das hochgefürchtete Ereignis, entsteht für Betroffene, zumindest solange sie ihren Wohnsitz in einer mitteleuropäischen Großstadt haben, nur selten eine massive Belastung. Zufällige Begegnungen mit Schlangen sind dort nahezu ausgeschlossen und deren Vermeidung kostet wenig Mühe. Zwar ist es ein Ärgernis, wenn der Zoobesuch mit den Kindern aus Angst vor den Kriechtieren ausfallen muss, aber auf dem Spielplatz ist es ja auch ganz nett. Wenn aber die panische Angst davor, sich übergeben zu müssen, zur totalen Vermeidung von Krankenhäusern, Pflegeheimen und Kindergärten führt, weil die Betroffenen fürchten, dort unerwartet mit Erbrochenem konfrontiert zu werden, was dann unwillkürlich den eigenen Würgereflex auslösen könnte, und wenn sie außerdem Speisen nur in sehr kleinen Mengen und nur aus bekannten Zutaten verzehren können (man weiß ja nie ob der Magen ein unbekanntes Gewürz verträgt), ist die Einschränkung in der Lebensführung massiv und oftmals sehr belastend.

Im Prinzip können phobische Furchtreaktionen mit nahezu allen möglichen Objekten, Tieren und situativen Gegebenheiten verknüpft werden, was bedeutet, dass es prinzipiell eine sehr große Variation an phobischen Störungen gibt. Die Wissenschaft hat jedoch herausgefunden, dass einige Objekte oder Tiere (z.B. Spinnen, Schlangen) viel schneller – manchmal sogar bei der ersten Begegnung – und dementsprechend auch häufiger zu phobisch gefürchteten Reizen werden als andere (z.B. Pistolen, Autos), obwohl von letzteren aktuell eine deutlich größere reale Bedrohung ausgeht. Diese sogenannte „mangelnde Äquipotenzialität“ ist ein weiterer Hinweis darauf, dass es Reize gibt, auf die Furchtreaktionen biologisch vorbereitet sind, wie in Kapitel 2.1 beschrieben.

Aufgrund der Vielzahl von Situationen, Orten und Objekten, die mit phobischen Furchtreaktionen verknüpft sein können, existierte in der Wissenschaft daher lange eine ganze Menge Bezeichnungen für phobische Störungen, die jeweils den spezifischen Auslöser für die Angst mit dem Wort „Phobie“ verbanden (vgl. Tabelle 1).

Tabelle 1: Bezeichnung unterschiedlicher phobischer Störungen und die damit verbundenen Ängste

Bezeichnung	Angst vor	Bezeichnung	Angst vor
Acrophobie	Höhen	Keraunophobie	Gewitter
Agoraphobie	weiten Plätzen	Mikrophobie	Bakterien
Ailurophobie	Katzen	Murophobie	Mäusen
Arachnophobie	Spinnen	Mysophobie	Schmutz
Anthophobie	Blumen	Numerophobie	Zahlen
Antropophobie	Menschen	Nyktophobie	Dunkelheit
Aquaphobie	Wasser	Ophidiophobie	Schlangen
Brontophobie	Donner	Photophobie	Licht
Claustrophobie	geschl. Räumen	Pyrophobie	Feuer

Tabelle 1: Fortsetzung

Bezeichnung	Angst vor	Bezeichnung	Angst vor
Cynophobie	Hunden	Thanatophobie	Tod
Dementophobie	Krankheit	Trichophobie	Haaren
Equinophobie	Pferden	Xenophobie	Fremden
Herpetophobie	Reptilien	Zoophobie	Tieren

Eine solche Einteilung hat allerdings nur wenig Sinn, denn sie berücksichtigt nicht die Gemeinsamkeiten, die zwischen phobischen Störungen bestehen, und erschwert dadurch nur die Findung effektiver und phobieübergreifender Behandlungsansätze. Heute ordnet man daher die Spezifischen Phobien auf der Basis inhaltlicher Gemeinsamkeiten und gleicher Reaktionsmuster einem von insgesamt fünf Typen zu (vgl. Abbildung 2): den Tierphobien (z. B. Spinnen, Schlangen, Hunde), den situativen Phobien (z. B. Fliegen, in engen Räumen sein), den Phobien vom Umwelt-Typus (z. B. Höhen, Gewitter), den Blut-Spritzen-Verletzungsphobien (z. B. invasive ärztliche Eingriffe, Spritzengaben) und einer Kategorie für alle anderen potenziell gefürchteten Ereignisse, den sogenannten anderen Phobien (z. B. sich zu erbrechen, sich zu verschlucken).

Auf einen Blick: Spezifische Phobien

- *Was ist das Hauptmerkmal?* Furcht in und Vermeidung von spezifischen Situationen, Orten oder Objekten, z. B. bestimmten Tieren (z. B. Spinnen, Schlangen, Hunde, Ratten), Höhen, engen Räume, dem Fliegen oder bei der Konfrontation mit Blut, Verletzungen oder Spritzen und eine sich dadurch deutlich zeigende Einschränkung in der Lebensqualität.
- *Was sind die zentralen Befürchtungen?* Befürchtungen beziehen sich auf Gefahren, die direkt vom phobischen Objekt ausgehen, wie z. B. mit dem Flugzeug abzustürzen oder von einem Hund gebissen zu werden, oder auf körperliche Reaktionen, die in der phobischen Situation ausgelöst werden, z. B. während der Ansicht von Blut ohnmächtig zu werden.
- *Gibt es Subtypen?* Ja. Auf der Basis gemeinsamer Merkmale wird zwischen dem Tier-Typus, dem Umwelt-Typus, dem Blut-Spritzen-Verletzungstypus und dem situativen Typus unterschieden.

- *Wie lange dauert die Störung?* Für die Diagnose einer Spezifischen Phobie wird gefordert, dass die Symptome für mindestens 6 Monate bestehen. Sie weist ein etwas geringeres Risiko auf, chronisch zu werden, als die Soziale Phobie und die Agoraphobie. Insbesondere bei Kindern und Jugendlichen bestehen spezifische phobische Ängste manchmal nur eine Zeit lang. Liegt aber ein ausgeprägtes Vermeidungsverhalten vor, halten auch Spezifische Phobien oft über sehr lange Zeiträume an.
- *Wie gut sind die Heilungsaussichten?* Spezifische Phobien sind mit kognitiv-verhaltenstherapeutischen Methoden sehr gut zu behandeln.

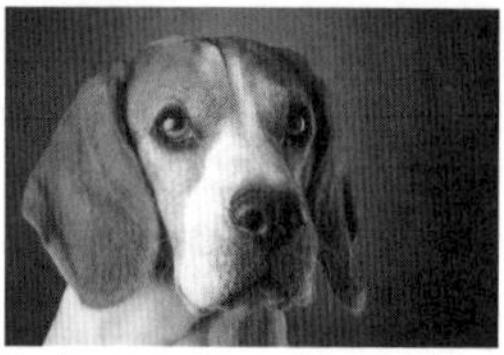

© shutterstock.com/Przemek Iciak

Tierphobien
(z. B. Spinnen, Hunde, Vögel)

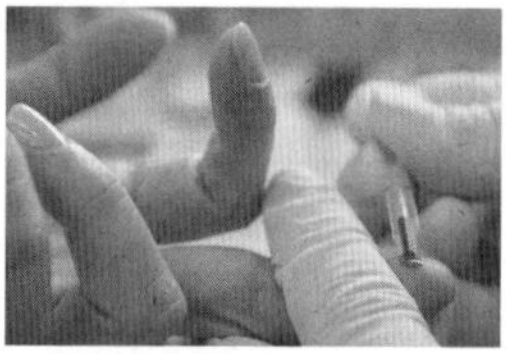

© shutterstock.com/goodbishop

Blut-Spritzen-Verletzungsphobien
(z. B. Injektionsnadeln, Blutentnahmen)

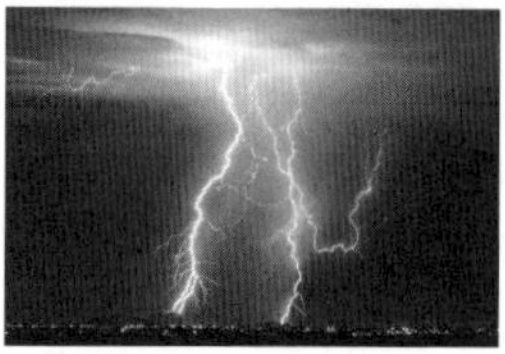

© iStock.com/mdesigner125

Umweltphobien
(z. B. Gewitter, Dunkelheit, Höhen)

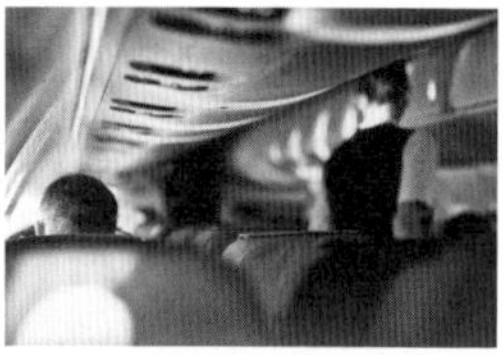

© iStock.com/mbbirdy

Situative Phobien
(z. B. Flüge, enge Räume)

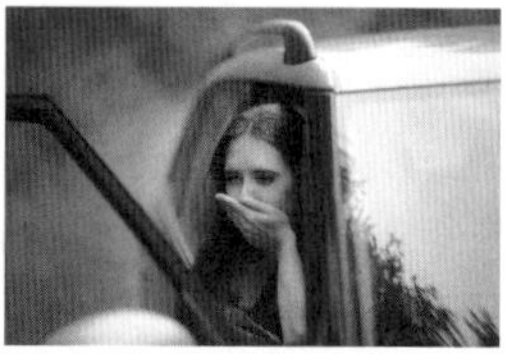

© iStock.com/nicoletaionescu

Andere Phobien
(z. B. sich zu übergeben, sich zu kontaminieren)

Abbildung 2: Typen Spezifischer Phobien. Die Bilder zeigen exemplarisch ein gefürchtetes Objekt oder einen Gegenstand aus der jeweiligen Kategorie.

4 Wie häufig sind phobische Störungen und welche anderen psychischen Störungen bestehen häufig gemeinsam mit ihnen?

In Europa gehören die Soziale Phobie, die Agoraphobie und die Spezifische Phobie zu den häufigsten psychischen Störungen. Die Spezifische Phobie stellt mit 6,4 % den größten Anteil der von der Störung betroffenen Personen, gefolgt von der Sozialen Phobie mit 2,3 % und der Agoraphobie mit 2,0 %. Umgerechnet auf die Einwohnerzahl der EU vor dem Brexit bedeutet das, dass etwa 22,7 Millionen Menschen im Alter zwischen 14 und 65 Jahren von einer Spezifischen Phobie betroffen waren, während 10,1 Millionen bzw. 8,8 Millionen aller Menschen über 14 Jahren an einer Sozialen Phobie bzw. Agoraphobie litten (Hinweis: bei den beiden letztgenannten wurden auch über 65-jährige Personen erfasst). Während die geschilderten phobischen Störungen in allen Weltregionen vorkommen und sich auch hinsichtlich ihres in den vorherigen Kapiteln beschriebenen Erscheinungsbildes kaum voneinander unterscheiden – auch wenn es natürlich kulturell bedingt Unterschiede in den Dingen gibt, die Menschen Furcht einjagen –, scheinen die beschriebenen Häufigkeiten relativ stark zu variieren. Für Korea beispielsweise wurde mit 3,8 % eine wesentlich niedrigere Vorkommensrate für Spezifische Phobien ermittelt als für Europa. Woran das liegt, ist bislang noch nicht geklärt.

Frauen erkranken häufiger an phobischen Störungen als Männer. Im Durchschnitt erkranken über alle phobischen Störungen hinweg ungefähr doppelt so viele Frauen wie Männer daran. Phobische Störungen entwickeln sich bereits meist im Jugendalter und chronifizieren in vielen Fällen sogar über Jahrzehnte, ehe Betroffene deswegen professionelle Hilfsangebote in Anspruch nehmen.

Menschen mit einer phobischen Störung haben ein erhöhtes Risiko für die Entwicklung weiterer psychischer Störungen. Am häufigsten kommen bei ihnen weitere phobische und depressive Störungen vor, aber auch Alkohol- und Medikamentenmissbrauch und -abhängigkeit sind nicht selten. Da phobische Störungen und auch die Depression insgesamt recht häufige Störungen sind, erscheint auch deren häufige Koexistenz zunächst wenig verwunderlich.

Man könnte also vermuten, dass es sich hierbei nur um zufällige Zusammenhänge handelt. Das ist aber nicht der Fall, denn bestimmte, die Phobieentwicklung begünstigende Eigenschaften, wie z. B. eine hohe Angstneigung und emotionale Instabilität (vgl. Kapitel 2.2), führen dazu, dass Menschen mit diesen Merkmalen häufig mehrere phobische Störungen gleichzeitig oder zusätzlich manchmal auch eine Depression entwickeln.

Es gibt aber noch weitere Prozesse, die den häufigen Zusammenhang zwischen Phobie und Depression erklären können: Menschen mit einer phobischen Störung – hier sind insbesondere die Soziale Phobie und die Agoraphobie zu nennen – erleben in der Regel zunehmend weniger Kontrolle über ihr Leben und fühlen sich in vielen Momenten und Situationen durch ihre Störung fremdbestimmt. Allein dieser Eindruck der Hilflosigkeit und des Kontrollverlusts führt bereits in vielen Fällen dazu, dass sie weniger zuversichtlich und hoffnungsvoll auf ihr Leben und ihre Zukunft blicken, wodurch depressiven Entwicklungen Vorschub geleistet wird. Hinzu kommen außerdem oft sehr ungünstige Verhaltenskonsequenzen der phobischen Störung, die in den Fallbeispielen und in den vorausgehenden Kapiteln auch schon verschiedentlich beschrieben wurden. Sie resultieren aus der phobischen Vermeidung und können am besten als eine Verarmung alltäglicher Aktivitäten und ein Rückgang positiver sozialer Kontakte umrissen werden. So ist z. B. eine häufige Entwicklung, dass Menschen mit phobischen Störungen zunehmend seltener das Wohnumfeld verlassen, weil sie sich draußen nicht sicher fühlen und mit Panikanfällen rechnen (typisch für die Agoraphobie), oder dass sie permanent befürchten, auf andere Menschen zu treffen und im Kontakt mit ihnen ein lächerliches oder peinliches Verhalten zu zeigen (typisch für die Soziale Phobie), oder dass sie ständig befürchten, mit ihrem spezifischen Angstreiz konfrontiert zu werden (typisch für die Spezifische Phobie). Kontakt- und Aktivitätsarmut machen Menschen unglücklich und in der Folge oft auch depressiv. Wir brauchen den sozialen Austausch, Bewegung und auch Abwechslung in unseren Aktivitäten, um nicht in eine depressive Abwärtsentwicklung hineinzugeraten.

Dass phobische Störungen häufig gemeinsam mit Alkohol- oder Medikamentenmissbrauch bzw. -abhängigkeit bestehen, lässt sich ebenfalls gut erklären. Menschen mit phobischen Störungen nutzen deren Wirkung nämlich oft, um sich auf die Konfrontation mit angstbesetzten Situationen vorzubereiten und/oder Angstsymptome in kritischen Situationen abzumildern. Nicht selten ermöglicht die entspannende und angstlindernde Substanzwirkung überhaupt erst, dass sie die jeweilige Situation aufsuchen können. Das ist zwar wirklich gefährlich für die Betroffenen, aber auch sehr gut nachvollziehbar. Es ist einfach verlockend, vor dem Treffen mit Freund*innen oder Kolleg*innen noch schnell ein paar Flaschen Bier zu trinken, wenn man weiß, dass man dann einfach einen schönen, entspannten Abend hat und nicht unablässig mit der Überwachung des eigenen Verhaltens beschäftigt ist, um bloß nichts Unsinniges oder Peinliches zu sagen, und nicht immer nur daran denkt, wann man sich endlich verabschieden kann, ohne den anderen vor den Kopf zu stoßen. Genauso verhält es sich mit der Flasche Wein, die, am Flughafen getrunken, einen halbwegs entspannten und angstfreien Flug ermöglicht, oder der Einnahme des Beruhigungsmittels, mit dessen Hilfe man im Theater endlich mal wieder der Vorstellung folgen kann, ohne unentwegt auf der Suche nach beginnenden Paniksymptomen in sich hineinzuhorchen. Aber mit der Substanzwirkung ist es wie mit der Vermeidung. Sie entlastet kurzfristig, dadurch gewinnt sie enorm an Attraktivität und wird in der Regel häufiger gezeigt. Und sie führt zu Problemen. Die Einnahme von Substanzen verhindert, genau wie das bereits angesprochene Sicherheitsverhalten, dass man neue und angstlindernde Erfahrungen machen kann, denn man weiß am Ende des Tages einfach nicht, ob auch ohne die Substanzeinnahme die Angst zurückgegangen oder beherrschbar gewesen wäre. Außerdem kann sie natürlich zu massiven gesundheitlichen und sozialen Folgeproblemen führen, denn es besteht die Gefahr der Abhängigkeit.

Die gute Nachricht: Bei einer erfolgreichen Behandlung der phobischen Störung bilden sich in der Regel auch die depressiven Symptome wieder zurück oder es braucht nur ein paar gezielte zusätzliche Interventionen, um neben einem angstfreieren auch wieder ein glücklicheres und zufriedeneres Leben führen zu können. Dasselbe gilt auch für den Substanzmissbrauch. Die Überwindung des Vermeidungsverhaltens und der phobischen Angst nach einer erfolgreichen Behandlung machen den Substanzmittelkonsum in vielen Fällen obsolet, denn man benötigt seine angstlindernde oder entspannende Funktion nicht mehr. Sollte sich bereits eine Abhängigkeit entwickelt haben, erfordert diese zwar eine gesonderte Behandlung, ist aber ebenfalls gut therapierbar. Sollten Sie also auch depressive Symptome wie lang andauernde Antriebslosigkeit, Traurigkeit oder Niedergeschlagenheit bei sich entdecken oder in letzter Zeit häufiger auf die Wirkung einer beruhigenden Substanz oder Alkohol zurückgegriffen haben, um ihre phobische Angst in Schach zu halten, lohnt sich eine psychotherapeutische Behandlung für Sie umso mehr!

Die folgenden Informationen sollen dazu dienen, Ihnen die Wahl des richtigen therapeutischen Settings für die Behandlung Ihrer phobischen Störung zu erleichtern.

5 Wie kann man phobische Störungen behandeln?

5.1 Was kann ich selbst tun, wenn ich phobische Ängste bei mir bemerke?

Wenn Sie bei sich das in den vorherigen Kapiteln beschriebene typische Muster aus situationsunangemessenen Furchtreaktionen, Vermeidung und daraus resultierenden Einschränkungen der Lebensqualität bemerken, muss das nicht zwangsläufig bedeuten, dass Ihnen nur noch eine professionelle psychotherapeutische Behandlung helfen kann. Sie können auch selbst etwas dagegen unternehmen und es gibt sehr berühmte Beispiele für erfolgreiche Selbstbehandlungen phobischer Störungen. Eines davon ist die Ikone deutscher Dichtkunst höchstpersönlich. Auch Johann Wolfgang von Goethe litt unter einer Vielzahl situativer Ängste, von denen Panikattacken in großen Höhen, starke Furcht in der Dunkelheit und die Angst, sich an stark verschmutzten Orten aufzuhalten, nur die bekanntesten sind. Goethe war mit seiner erfolgreichen Selbstbehandlung auch hier seiner Zeit weit voraus. Aus seiner Straßburger Zeit ist bekannt, dass er den mit 142 Metern damals höchsten Turm der Welt des Straßburger Münsters häufig Schritt für Schritt bestieg und jedes Mal so lange abwartete, bis seine Furcht nachließ. In seiner Autobiografie *Aus meinem Leben* gibt er Auskunft über die subjektive Wirksamkeit seiner Behandlungsstrategie: „*Dergleichen Angst und Qual wiederholte ich so oft, bis der Eindruck mir ganz gleichgültig ward. [...] Ich habe es auch wirklich darin so weit gebracht, daß nichts dergleichen mich jemals wieder aus der Fassung setzen konnte.*“

Das Beispiel und die Aussage Goethes demonstrieren eindrucksvoll, was Expositionsstrategien im Kern ausmachen und wie wirksam sie auch ohne therapeutische Unterstützung zu einem nachhaltigen und langfristigen Rückgang phobischer Ängste führen können. Zunächst bedeutet Exposition nicht viel mehr, als sich in die furchtauslösende Situation zu begeben oder sich mit dem furchtauslösenden Objekt zu konfrontieren. Dies kann auf verschiedene Arten passieren, wie im folgenden Kapitel noch veranschaulicht wird. Die häufigste Art ist die sogenannte *In-vivo-Exposition*, bei der man sich physisch in die Angstsituation begibt. So hat es ja auch Goethe gemacht.

Ungeachtet der Form ihrer Durchführung funktioniert bei der Behandlung von Angststörungen nichts so gut wie die Exposition und daher sollte jede (Selbst-)Behandlung phobischer Ängste unbedingt auch Exposition beinhalten! Aber Expositionsstrategien sind nur unter einer bestimmten Bedingung wirksam: Sie müssen zu einer Verletzung individueller furchtauslösender Erwartungen und Annahmen führen, von denen einige, typische in Kapitel 1.3 dieses Buches dargestellt wurden. Nur wenn Betroffene durch die Erfahrungen im Zuge ihrer Expositionsübungen (schrittweise) zu der Überzeugung gelangen, dass ihre individuellen zentralen Befürchtungen in Bezug auf den phobischen Reiz bzw. die phobische Situation nicht zutreffen und/oder verändert werden müssen, kommt es zu einem Rückgang phobischer Angst. Dies kann z. B. bedeuten, entgegen der eigenen Annahme während eines Vortrags nicht ausgelacht zu werden, bei einem Kinobesuch keinen Herzinfarkt zu bekommen, auch wenn man in der Mitte des Saales sitzt, oder beim Herunterschauen von einer hohen Brücke nicht automatisch unwillkürlich in die Tiefe zu springen. Was ebenfalls sehr hilfreich sein kann, ist die aus manchen Expositionsübungen resultierende Erfahrung, dass, sollte es doch einmal zu gefürchteten Ereignissen kommen, wie z. B. in einer Furchtsituation von anderen auf körperliche Furchtsymptome angesprochen zu werden, diese Erfahrung nicht so unerträglich ist wie vorher angenommen, was strenggenommen ja dann auch wieder eine Verletzung angstauslösender Erwartungen darstellt.

Im Umkehrschluss heißt das aber auch: Expositionsübungen können, selbst wenn sie wiederholt ausgeführt werden, leider auch recht wirkungslos bleiben, wenn sie diese Voraussetzung nicht erfüllen, wie das folgende Beispiel zeigt.

Beispiel: Herr G. – Wenn Selbstexposition nicht zum Furchtrückgang führt

Herr G. hat große Angst vor dem Bahnfahren. Er befürchtet, *„dass ich ja zwischen den Stationen, wenn die Bahn fährt, nicht aussteigen kann, wenn ich keine Luft mehr kriege und raus muss"*. Darüber ist er irgendwie verwundert, denn nach einer „Selbstbehandlung" fährt er seit vielen Jahren wieder täglich drei Stationen mit der Bahn zu seiner Arbeitsstelle (*„Das habe* *ich mir mühsam wieder antrainiert"*) und fragt sich, warum das nicht nach all der Zeit zu einem Rückgang seiner Angst in Bahnen und Zügen geführt habe. Der Ursprung seines Problems liegt in einer sehr belastenden Erfahrung vor ungefähr 15 Jahren, als er von einem unachtsamen Kollegen versehentlich im Geräteraum der Schule eingeschlossen wurde, bei der er als Hausmeister arbeitete. Weil der Raum weder Fenster noch eine Beleuchtung besaß und es zu allem Überfluss auch noch Freitagnachmittag war, entwickelte Herr G. beim Gedanken daran, vielleicht das ganze Wochenende dort verbringen zu müssen und eventuell sogar aufgrund von Sauerstoffmangel zu ersticken, eine Panikattacke. *„Ich dachte, ich würde ersticken. Mein ganzer Körper hat angefangen zu kribbeln, ich habe mich irgendwie gar nicht mehr gespürt und kaum noch Luft bekommen. Daher habe ich mich auf den Boden gelegt, um durch den Spalt unter der Tür zu atmen"*.

Er war noch am selben Abend ziemlich aufgelöst gefunden worden und seitdem achtet Herr G. peinlich genau darauf, sich nicht in Situationen zu begeben oder an Orten aufzuhalten, die er nicht jederzeit schnell verlassen könnte, um an die frische Luft zu kommen, falls wieder Paniksymptome aufträten. Zum Glück war es seitdem auch zu keiner Panikattacke mehr gekommen, was Herr G. auf die geschilderte Vermeidung zurückführt. Da er aber keinen Führerschein besitzt, entwickelte sich insbesondere aus der Vermeidung der täglichen Zugfahrt zur Arbeit ein Problem. *„Anfangs hat mich meine Frau morgens gebracht. Aber irgendwann ging das auch nicht mehr – wegen der Kinder, die zur Schule mussten. Da konnte sie das nicht mehr immer machen."* Gezwungenermaßen unterzog er sich einem Selbstbehandlungsversuch. *„Ich dachte, der erste Halt des Zuges kommt schon nach drei Minuten und selbst wenn ich gar keine Luft mehr kriege, würde ich das die kurze Zeit aushalten und nicht sterben, bis ich rauskäme"*. Es kam wie es kommen musste: Beim Betreten des Zuges schnürte sich Herr G.s Kehle zu und er stürzte beim ersehnten Halt nach einer Station aus dem Zug. *„Ich war so froh, draußen endlich wieder frische Luft zu kriegen. Viel länger hätte ich das nicht geschafft."* Nach einer Woche Übung und einer leicht nachlassenden Luftnot bei der kurzen Fahrt nahm Herr G. sich vor, zwar wie zuletzt nach einer Station auszusteigen, dann nach einer Erholungspause aber den nächsten Zug zu nehmen und bis zur nächsten Station zu fahren, die, wie er wusste, im Innenstadtgebiet auch nur 3 Minuten vom nächsten Halt entfernt war. Nach einer weiteren Woche kam dann auch das dritte und letzte Intervall (eine Fahrt von weiteren 3 Minuten) dazu und nach ein paar Monaten hatte Herr G. sich sogar antrainiert, die Fahrt in Gänze zu absolvieren und nicht mehr nach jeder Station auszusteigen. Mittlerweile funktioniere die Fahrt zur Arbeit auch wieder *„einigermaßen gut, obwohl ich immer noch echt froh bin, wenn ich austeigen kann“*. Eine Fahrt mit dem ICE nach Nordfriesland zur Familie seiner Frau ist für Herrn G. trotzdem absolut ausgeschlossen. *„Da liegen manchmal über 40 Minuten zwischen den Haltestellen. Das schaffe ich nie.“*

Wie hier beschrieben führen leider selbst sehr anstrengende und viel Mut erfordernde Konfrontationsübungen, wie im Falle von Herrn G., zu keinem oder nur einem sehr begrenzten Furchtrückgang, wenn zentrale angstauslösende Annahmen und Erwartungen durch die Übungen nicht infrage gestellt werden. Aus seinen Äußerungen lassen sich im Prinzip zwei dieser Annahmen ableiten: (1) Eine Panikattacke ist gefährlich, weil sie zum Ersticken führen kann. (2) Zugfahren ist gefährlich, weil man Bahnen und Züge nicht schnell verlassen kann, wenn man eine Panikattacke bekommt.

Auch wenn er sehr mutig war und seine Übungen ihn viel Überwindung kosteten, zu einer Veränderung seiner Annahmen führten sie leider nicht. Herr G. glaubt weiterhin, dass die Symptome im Rahmen einer heftigen Furchtreaktion zum Ersticken führen können, und ist weiterhin davon überzeugt, dass Bahnfahren gefährlich ist, weil man zwischen den Stationen nicht aussteigen kann. Er hat im Rahmen seiner Übungen nur die Erfahrung machen können, dass er bestimmte Bahnfahrten bewältigen kann, nämlich solche, bei denen die Stationen gerade so weit auseinanderliegen, dass er es notfalls auch ohne atmen zu können noch bis zur nächsten Haltestelle schaffen würde. So hat er es zwar schrittweise geschafft, seinen Weg zur Arbeit wieder mit der Bahn fahren zu können, aber seine Angst vor einem Erstickungsanfall und die empfundene Bedrohlichkeit von Bahnfahrten bestehen weiterhin.

Es wäre wunderbar, wenn Sie sich zur Behandlung eigener phobischer Ängste zu einer Selbstexpositionsübung entschließen würden, und die Chance ist groß, dass Sie damit Ihre phobische Angst bewältigen können. Damit Sie aber nicht dasselbe Schicksal erleiden wie Herr G. und Ihre Übungen nicht den gewünschten Erfolg zeitigen, weil es nicht zu einer Verletzung furchterzeugender Erwartungen kommt, möchten wir Ihnen sehr empfehlen, sich zur Vorbereitung Ihrer Übung die folgenden drei Haupt- und die jeweiligen Teilfragen zu stellen:

Fragen zur Vorbereitung einer Expositionsübung

1. Warum fürchte ich mich vor der Situation oder dem Objekt? Was macht sie bzw. es so bedrohlich für mich?
   a) Ist die Situation oder das Objekt direkt bedrohlich oder gefährlich? Wenn ja, was genau wird mir schlimmstenfalls passieren?
   b) Erwarte ich negative oder katastrophale Folgen resultierend aus meiner Angst bei der Exposition?
   Wenn ja, welche sind das? Mit welcher Wahrscheinlichkeit werden sie auftreten, wie werden sie sich genau zeigen und wann werden sie im Rahmen der Exposition auftreten?
   c) Erwarte ich schlimme oder negative Folgen resultierend aus meinem eigenen Verhalten bei der Exposition?
   Wenn ja, welche sind das? Mit welcher Wahrscheinlichkeit werden sie auftreten, wie werden sie sich genau zeigen und wann werden sie im Rahmen der Exposition auftreten?

2. Welche Erfahrung müsste ich machen, die mir im Umgang mit der Situation oder dem Objekt hilft, damit ich anschließend weniger ängstlich bin?
   a) Woran würde ich merken, dass die Situation bzw. das Objekt nicht so bedrohlich wäre, wie ich dachte?
   b) Woran würde ich merken, dass negative oder katastrophale Folgen resultierend aus meiner Angst ausgeblieben sind? Wann würde ich das im Rahmen der Exposition denken?
   c) Woran würde ich merken, dass negative oder katastrophale Folgen resultierend aus meinem Verhalten ausgeblieben sind? Wann würde ich das im Rahmen der Exposition denken?

3. Gibt es irgendetwas, das ich normalerweise anwende oder das mir normalerweise hilft, durch die Situation zu kommen, oder etwas, das mir hilft, mich bei der Exposition sicherer zu fühlen?
   Falls ja: Was genau ist das?

Die Beantwortung der ersten Frage hilft Ihnen, zu erkennen, welche Erwartungen Ihrer Angst zugrunde liegen und die Beantwortung der zweiten Frage ist von Nutzen, um eine Expositionssituation so zu planen, dass sie Ihnen erlaubt, den Wahrheitsgehalt Ihrer angsterzeugenden Erwartungen bestmöglich überprüfen zu können. In den meisten Fällen werden Sie erleben, dass Ihre furchterzeugenden Erwartungen nicht zutreffen. Aber es kann durchaus auch einmal passieren, dass es, wie schon angesprochen, während solch einer Übung zu einer gefürchteten Erfahrung kommt. Das bedeutet dann aber keinesfalls, dass nun die Übung gescheitert oder dies in irgendeiner Weise schädlich wäre. Im Gegenteil: Die Möglichkeit neue, angstlindernde Erfahrungen zu machen bzw. bestimmte Erwartungen auf die Probe zu stellen, ist dadurch meist sogar noch größer. Stellen Sie sich beispielsweise vor, Sie hätten zur Bekämpfung Ihrer sozialen Angst ein Abendessen mit Arbeitskolleg*innen organisiert. Als die Gäste kommen, bemerken Sie Ihre Nervosität und es fällt Ihnen sehr schwer, sich höflich mit Ihren Gästen zu unterhalten. Warum werden Sie denn nicht endlich ruhiger? Ihre Angst wächst, dass jemand bemerken könnte, wie angespannt Sie sind. Irgendwann erkundigt sich tatsächlich ein Arbeitskollege plötzlich nach Ihrem Befinden und sagt, ihm falle auf, dass Sie heute irgendwie etwas nervös wirkten. Ihnen fährt sofort der Schreck in die Glieder und Sie schämen sich extrem dafür, dass er Ihre Angst offenbar bemerkt hat. Hastig antworten Sie, es sei alles okay und wechseln dann schnell das Thema. Jetzt wirkt Ihr Kollege sogar kurz erschrocken, stellt sofort eine Frage zum neuen Thema und unterhält sich anschließend weiter ganz normal mit Ihnen darüber. Erleichtert stellen Sie fest, wie mit der Zeit ganz langsam der Schreck bei Ihnen wieder etwas nachlässt.

Vorausgesetzt Sie sind ein Mensch mit sozialen Ängsten, ist das wahrscheinlich eine Erfahrung, die Sie zuvor eindeutig sowohl unter „was wird mir schlimmstenfalls passieren“ als auch „negative Folgen resultierend aus meiner Angst“ in der Fragenliste notiert hätten. Aber was ist denn eigentlich wirklich passiert? Hat Ihr Kollege diese Äußerung gemacht, weil er durch Ihre Nervosität genervt war oder Sie für unfähig hält, ein normales Gespräch in gemütlicher Runde zu führen? Oder hat er sich vielleicht einfach dafür interessiert, wie es Ihnen geht und seine Frage bekundet ein aufrichtiges Interesse an Ihrer Person? Er ist eigentlich immer sehr nett und hat sich ja auch im Anschluss mit Ihnen wieder ganz normal weiter unterhalten. Außerdem war er ja sogar selbst kurz erschrocken. Vielleicht weil er dachte, er habe Sie durch seine Aussage unbeabsichtigt bloßgestellt? Und was bedeutet diese Erfahrung nun eigentlich für Sie? Sind Sie vor Scham im Boden versunken und denken, Sie müssten den Kontakt zu Ihrem Arbeitskollegen nun abbrechen, weil Sie ihm nie mehr in die Augen schauen können, oder hat der in dem Moment empfundene Schreck sogar recht schnell wieder nachgelassen und fiel gar nicht so schlimm aus, wie Sie vermutet hatten? Negativerfahrungen bei Expositionsübungen können manchmal extrem hilfreich sein, denn sie können dazu führen, dass man den Schrecken vor ihnen verliert und zuvor gefürchtete Konsequenzen in einem anderen Licht sehen kann.

Die dritte Frage soll helfen, Sicherheitsverhalten und Sicherheitsanker (z.B. die Anwesenheit einer vertrauten Person) zu identifizieren, um dann im Rahmen der Übung darauf verzichten zu können. Denn sosehr Ihnen bei der Übung auch etwas Erleichterung zu wünschen wäre: Die Anwendung von Sicherheitsverhalten verhindert in der Regel, dass positive Erfahrungen zu einer Veränderung angsterzeugender Erwartungen führen. Man weiß anschließend einfach nicht, ob die Exposition vielleicht doch nur durch die Ausübung des Sicherheitsverhaltens oder die Anwesenheit einer lieben Person „gut gegangen" ist. Verzichten Sie also darauf, wann immer möglich!

Um sich den Gang in die angstauslösende Situation oder die Konfrontation mit dem phobischen Objekt im Rahmen von Expositionsübungen aber wenigstens ein wenig zu erleichtern, bietet sich manchmal ein schrittweises Vorgehen an. Im Rahmen dieser sogenannten graduierten Exposition kann man z.B. eine oder verschiedene phobische Situationen nach dem Grad ordnen, wie furchtauslösend sie sind, dadurch die Exposition in mehrere Teilschritte zerlegen und diese dann schrittweise abarbeiten. Wenn also z.B. ein Spaziergang allein durch den Wald aufgrund der Angst vor dem Auftreten einer Panikattacke und daraus resultierender Konsequenzen eine Angst von 100 % auslöst, die Vorstellung, im Kino mitten im Film mit Anzeichen von Panik herausstürmen zu müssen, eine Angst von 50 % und der Gedanke, die Schlange an der Kasse im Supermarkt verlassen und die Einkäufe liegen lassen zu müssen, eine Angst von 20 %, kann es sich anbieten, zunächst mit letztgenannter Situation im Rahmen einer Expositionsübung zu beginnen. Ein schrittweises Vorgehen ist aber keinesfalls immer notwendig. Im Gegenteil, als Faustregel kann gelten: Wenn Sie schnell zum Ziel kommen wollen, suchen Sie am besten die Situation auf, die Sie bezüglich Ihrer Angst gerade noch aushalten können, und überspringen Sie die darunterliegenden Punkte auf der Liste. Die Chance, dass Sie in sehr gefürchteten Situationen nachhaltige Erfahrungen machen und furchterzeugende Annahmen verletzt werden, ist einfach größer als in weniger angstauslösend bewerteten Situationen. Der Grund dafür ist: Es gibt einfach mehr davon. Wenn Sie sich z. B. vorgenommen haben, zunächst einen sehr kleinen Hund zu streicheln, vor dessen Biss Sie aufgrund seiner geringen Größe kaum Angst haben, hilft Ihnen diese Übung bestimmt dabei, das Verhalten von Hunden kennenzulernen und sie nach langjähriger Vermeidung auch wieder besser einschätzen zu lernen. Ihr Mut, sich nach dieser Begegnung auch einem mittelgroßen Hund zu stellen, wird dadurch höchstwahrscheinlich wachsen. Die Befürchtungen, große Hunde seien aggressiv, würden mit hoher Wahrscheinlichkeit beißen und Sie dadurch einen Finger Ihrer Hand verlieren, können allesamt aber erst im Kontakt mit einem großen Hund überprüft werden. Die Idee, daher nun sofort einen Termin beim ortsansässigen Bernhardiner-Züchter zu vereinbaren und nicht zunächst mit Omas Dackel zu üben, hat aber auch einen Haken: Je mehr Angst Sie haben, desto schwerer wird es Ihnen vermutlich fallen, Ihre Vermeidung zu überwinden und die Übung nicht aufgrund der Angst vorzeitig abzubrechen. Dadurch wird dann aber nicht nur verhindert, dass Sie Ihre furchterzeugenden Erwartungen testen können, Sie könnten sogar in Ihrer Überzeugung bestärkt werden, eine Konfrontation mit großen Hunden sei für Sie einfach nicht zu schaffen. Sich bei der Wahl der Expositionssituation zu überfordern, ist also auch nicht hilfreich. Wenn Sie diese Erfahrung einmal gemacht haben, ist das aber kein Beinbruch. Steigen Sie dann auf Ihrer Angsthierarchie einfach eine Stufe ab (in unserem Beispiel könnte das bedeuten, Sie erproben sich zunächst im Umgang mit einem Mittelschnauzer) und arbeiten Sie sich anschließend wieder zu der Situation vor, die zuvor noch zu schwierig für Sie gewesen ist. Unabhängig von der Wahl Ihres Vorgehens sollten Sie aber bei der Durchführung der Übungen unbedingt darauf achten, dass sie zur Überprüfung Ihrer furchterzeugenden Annahmen geeignet ist (dazu hilft der Fragenkatalog auf Seite 61) und Sie auch lange genug in der Situation bleiben, um den Wahrheitsgehalt der Annahmen zu prüfen.

Nehmen Sie sich am Ende einer Übung unbedingt die Zeit, zu überprüfen, ob und ggf. welche der Erwartungen im Rahmen der Übung eingetreten ist und welche nicht. Sollte es tatsächlich auch einmal zu einer Negativerfahrung gekommen sein, reflektieren Sie ruhig auch noch einmal, ob die Erfahrung schlimmer oder weniger schlimm war, als Sie es sich vorher vorgestellt hatten. Außerdem sollten Sie sich dann auch einmal auf die Schulter klopfen, denn wahrer Mut besteht nicht darin, keine Angst zu haben, *sondern sie zu überwinden!*

5.2 Wie sollten sich Angehörige eines Menschen mit einer phobischen Störung verhalten?

Angehörige, insbesondere Partner*innen von Menschen mit phobischen Störungen, sind oft leidgeprüfte Meister der Improvisation. Aufgrund ihrer jahrelangen Erfahrungen im Umgang mit der Vermeidung und den Ängsten ihrer Partner*innen wissen sie meist ganz genau, wie sie den Alltag der Familie gestalten und manchmal auch spontan umorganisieren müssen, damit die phobischen Ängste ihrer Partner*innen möglichst wenig zutage treten und alles so reibungslos wie möglich funktioniert. Aus Rücksichtnahme oder zur Konfliktvermeidung verzichten sie oft bereitwillig auf gemeinsame Aktivitäten, die bei ihren Partner*innen phobische Ängste auslösen können, und reagieren mit Verständnis, wenn Termine oder geplante Aktivitäten kurzfristig abgesagt oder Aufgaben, wie z. B. die Übernahme des Wocheneinkaufs, mit Verweis auf furchtsame Ereignisse nicht erledigt werden können. So verständlich und gut gemeint dieses Verhalten oft auch ist, es kann zu verschiedenen Problemen führen. Zum einen ist das Verständnis für die Konsequenzen phobischer Ängste der Partner*innen selbst bei den geduldigsten und einfühlsamsten Angehörigen irgendwann einmal aufgebraucht, insbesondere wenn dadurch das eigene Leben zunehmend eingeschränkt wird oder die Belastung durch die Übernahme von immer mehr Aufgaben der Partner*innen stetig wächst (vor allem Angehörige von Menschen mit Agoraphobie und Sozialer Phobie sind hiervon häufig betroffen). Langfristig steigt dadurch häufig sowohl das Level an Alltagsstress als auch die Häufigkeit negativer Emotionen wie Ärger und Enttäuschung. Dies kann zu partnerschaftlichen Konflikten oder im Extremfall zur Entwicklung von Symptomen einer psychischen Störung durch Stress und aufgestaute negative Emotionen führen.

Schlüssel zur Lösung der genannten Probleme können Offenheit und Empathie sein. Die Offenheit bezieht sich dabei auf den Umgang mit Ärger, Enttäuschung und anderen negativen Emotionen, die in möglichst großer zeitlicher Nähe zu den Momenten, in denen sie entstanden sind, offen mitgeteilt werden. Die phobischen Partner*innen haben in der Regel nichts davon, wenn Angehörige, nur um sie zu schonen, negative Emotionen in sich hineinfressen und es dann im schlimmsten Fall doch zum großen Knall kommt. Gemeinsam auszuhandeln, wie ein für alle akzeptabler Umgang mit aus der phobischen Störung resultierenden Problemen und die jeweiligen Beiträge beider bzw. im Falle, dass auch Kinder beteiligt sind, aller Seiten zur Problemlösung aussehen können, hat ebenfalls oft einen stressreduzierenden Effekt und kann sogar die Partnerschaft bzw. Familie stärken. Die Empathie zielt auf die Wahrnehmung und den einfühlsamen Umgang mit eigenen Stresssymptomen ab. Dies kann bedeuten, sich regelmäßig eine Auszeit mit entspannenden Tätigkeiten zu gönnen, oder gezielt Methoden zur Stressreduktion, wie z. B. die Progressive Muskelrelaxation, anzuwenden.

Ein weiterer negativer Aspekt, der aus sehr von Nachsicht geprägtem Verhalten resultieren kann, besteht darin, dass es zuweilen das Vermeidungsverhalten der phobischen Partner*innen noch fördert, weil die flankierenden Partner*innen den Leidensdruck und negative Konsequenzen der phobischen Störung abfedern (z. B. die Tatsache, dass der Kühlschrank normalerweise leer ist, wenn man nicht eingekauft hat). Dadurch kann die Bereitschaft der Partner*innen, sich zu überwinden und phobische Ängste anzugehen, sogar in letzter Konsequenz verringert werden. Das soll natürlich nicht bedeuten, dass Sie als Angehörige Ihre Partner*innen oder Familienmitglieder nun auflaufen lassen und mit Unverständnis auf phobische Ängste reagieren sollen. Aber Sie machen eine Veränderung wahrscheinlicher, wenn Sie regelmäßig negative Konsequenzen für das Leben aller beteiligter Personen besprechen, die aus der phobischen Störung resultieren, und der phobischen Vermeidung nur so weit wie unbedingt nötig entgegenkommen (z. B. anbieten, im Auto auf dem Parkplatz zu warten, während der*die Partner*in wie verabredet die Einkäufe erledigt). Sparen Sie nicht mit Lob und Anerkennung für alle Verhaltensweisen, die mit einer Überwindung phobischer Ängste in Verbindung stehen und seien die Anzeichen und unternommenen Schritte in diese Richtung auch noch so klein. Ebenfalls motivierend kann sein, so oft wie möglich über die positiven Aspekte eines „phobiefreien" Familienlebens zu reden.

Haben sich die phobischen Partner*innen dann entschieden, ihre phobischen Ängste anzugehen und z. B. eine Expositionsübung zu planen, können Angehörige dabei eine sehr wichtige co-therapeutische Rolle einnehmen. Sie können z. B. ihre phobischen Angehörigen bei der Beantwortung der im Kasten auf Seite 61 (vgl. Kapitel 5.1) genannten Fragen unterstützen oder mithelfen, die Übungen so zu konzipieren, dass sie optimal zur Überprüfung furchterzeugender Annahmen geeignet sind. Außerdem können sie oft sehr wertvolle Hinweise zur Identifikation von Sicherheitsverhalten liefern, da Betroffene dies oft so automatisiert anwenden, dass ihnen dies gar nicht mehr bewusst auffällt.

Wichtig ist, dass Angehörige sich nicht an der Durchführung der Übung beteiligen sollten, wenn sie dabei als Sicherheitsanker fungieren, die eine angstreduzierende Funktion haben. Sollten aber bestimmte furchtauslösende Annahmen durch die Anwesenheit des Angehörigen allerdings erst auftreten, z.B. „Wenn mein Kind auf dem Berg steht, wird es sicher herunterfallen", kann die Beteiligung des Kindes an der Übung zur Überprüfung dieser Annahmen sinnvoll sein.

5.3 An wen sollte ich mich für eine professionelle Behandlung meiner phobischen Störung wenden?

Die Methode der Wahl für eine professionelle Behandlung Ihrer phobischen Störung ist ohne Zweifel eine ambulante kognitiv-verhaltenstherapeutische Psychotherapie. Daher sollten Sie sich mit Ihrem Behandlungsanliegen an Psychotherapeut*innen wenden, die Psychotherapie mit dem Schwerpunkt Verhaltenstherapie oder kognitive Verhaltenstherapie anbieten und am besten einen psychologischen Hintergrund, d.h. ein abgeschlossenes Psychologiestudium, haben. Das erkennen Sie daran, dass diese Personen die Berufsbezeichnung „Psychologische*r Psychotherapeut*in" tragen. Warum wir diese Empfehlung so klar aussprechen, sollen die folgenden Ausführungen verdeutlichen: Unter Psychotherapie zählen nach dem Psychotherapeutengesetz alle *„Tätigkeit(en) zur Feststellung, Heilung oder Linderung von Störungen mit Krankheitswert, bei denen Psychotherapie indiziert ist"*. In Deutschland darf diese Behandlungsform von Psychologischen Psychotherapeut*innen sowie Fachärzt*innen für Psychiatrie und Psychotherapie und Fachärzt*innen für Psychosomatische Medizin und Psychotherapie durchgeführt werden. Handelt es sich bei den Patient*innen um Kinder und Jugendliche, sind Kinder- und Jugendlichenpsychotherapeut*innen sowie Fachärzt*innen für Kinder- und Jugendpsychiatrie und -psychotherapie für die Behandlung zuständig. Auch Heilpraktiker*innen dürfen unter bestimmten Voraussetzungen Psychotherapie anbieten. Aufgrund der im Vergleich zu psychologischen und ärztlichen Psychotherapeut*innen aber deutlich niedrigeren Zugangsvoraussetzungen zur Ausbildung (ein Psychologie-, Medizin- oder anderes Studium wird nicht verlangt), die außerdem viel kürzer und unspezifischer ist und oft auch nicht auf aktuellen wissenschaftlichen Befunden basiert, kann eine Behandlung bei Heilpraktiker*innen nicht als erste Wahl für eine psychotherapeutische Behandlung phobischer Ängste empfohlen werden.

Sowohl psychologische als auch ärztliche Psychotherapeut*innen absolvieren im Anschluss an ihr jeweiliges Studium (Psychologie oder Medizin) eine mehrjährige psychotherapeutische Weiterbildung und spezialisieren sich in einem therapeutischen Verfahren. Prinzipiell gibt es fünf wissenschaftlich anerkannte Verfahren der Psychotherapie in Deutschland, von denen im Falle der Verhaltenstherapie, der tiefenpsychologisch fundierten Psychotherapie, der psychoanalytischen Therapie und der systemischen Psychotherapie die Kosten von den gesetzlichen Krankenkassen auf Antrag übernommen werden. Außerdem ist die Gesprächspsychotherapie ein wissenschaftlich anerkanntes Behandlungsverfahren, das aber in ambulanten Settings bisher nicht von den Krankenkassen übernommen wird. Da Patient*innen nur im Rahmen einer Verhaltenstherapie relativ verlässlich (aber leider auch längst nicht immer, wie in Kapitel 5.4 noch beschreiben wird) mit einer expositionsbasierten Behandlung rechnen können und sich diese Behandlungsform als die mit großem Abstand wirksamste Behandlungsmethode phobischer Ängste erwiesen hat, ist ihnen daher unbedingt zur Durchführung ihrer Behandlung bei Therapeut*innen mit dem entsprechenden Schwerpunkt zu raten. Prinzipiell kommen sowohl psychologische als auch ärztliche Psychotherapeut*innen mit Schwerpunkt Verhaltenstherapie oder kognitive Verhaltenstherapie für die Behandlung infrage. Da phobischen Ängsten aber, wie beschrieben, in vielen Fällen Lernprozesse zugrunde liegen und das Verständnis von Lern- und Verstärkerprozessen einen Kerngegenstand der Psychologie darstellt und anders als bei anderen psychischen Störungen somatische, d.h. körperliche Beteiligungsfaktoren im Rahmen von phobischen Störungen eher eine untergeordnete Rolle spielen, halten wir Psychologische Psychotherapeut*innen für die am besten geeigneten Behandler*innen für diese Störungsbilder.

5.4 Was passiert während einer kognitiv-verhaltenstherapeutischen Phobiebehandlung?

Eine professionell durchgeführte kognitiv-verhaltenstherapeutische Behandlung phobischer Störungen gliedert sich in der Regel in die folgenden Phasen:

1. Eine Phase des Kennenlernens und der Diagnostik.
2. Eine Phase der Modellerarbeitung und Psychoedukation.
3. Eine Phase der Intervention und Exposition.
4. Eine Phase der Rückfallprophylaxe.

Kennenlern- und Diagnostikphase

In dieser initialen Phase sollten Patient*innen Gelegenheit haben, ihren Behandler*innen zunächst in Ruhe zu schildern, aus welchem Grund sie um psychotherapeutische Hilfe ersuchen und welches Angstproblem sie mitbringen. Es sollten erste organisatorische und inhaltliche Gesichtspunkte besprochen werden, z. B. in welcher Frequenz die Treffen zukünftig stattfinden können und wie sich das Konzept der Verhaltenstherapie und ihre Methoden von anderen therapeutischen Richtungen unterscheiden. Außerdem sollte in dieser Phase eine psychotherapeutische Diagnostik durchgeführt werden, bei der den Patient*innen in strukturierter Form Fragen zu ihrer aktuellen Lebenssituation sowie Kennzeichen und Symptomen der phobischen, aber auch anderer psychischer Störungen gestellt werden. Am Ende dieser Phase sollten die Patient*innen eine Rückmeldung über die Art ihrer phobischen Störung und die weiteren Ergebnisse der psychotherapeutischen Diagnostik, also eventuell noch neben der Phobieproblematik bestehenden psychischen Auffälligkeiten und Störungen (sogenannte komorbide Störungen), erhalten und dazu Fragen äußern können. Außerdem sollte ihnen eine inhaltlich-methodische und zeitliche Behandlungsperspektive für ihre phobische Störung sowie, wenn notwendig, für die im Rahmen der Diagnostik identifizierten komorbiden Störungen dargelegt werden. Die Überleitung zur nächsten Phase sollte durch die gemeinsame Entscheidung von Patient*in und Therapeut*in gekennzeichnet sein, zur Beseitigung der definierten Probleme psychotherapeutisch zusammenzuarbeiten. Auch zwischenmenschliche Beziehungsaspekte sollten im Rahmen dieser Entscheidung Berücksichtigung finden (vgl. Kasten).

Wie wichtig ist eigentlich die therapeutische Beziehung?

Grundsätzlich ist es natürlich wichtig, dass Patient*innen den Eindruck haben, mit ihren Ängsten und Sorgen bei ihren Therapeut*innen in guten Händen zu sein, denn viele der im Folgenden vorgestellten Expositionsübungen verursachen zumindest zu Beginn Stresserleben und starke Furcht und erfordern daher ein hohes Maß an Vertrauen in die Expertise ihrer Behandler*innen.

Die Annahme, gegenseitige Sympathie und eine empathisch-einfühlsame Art der*des Therapeut*in seien jedoch die wichtigsten oder gar entscheidenden Faktoren für den Erfolg einer Behandlung, ist aber ein Mythos. Es ist natürlich für Wissenschaftler*innen schwierig, die Anteile des Behandlungserfolgs, die auf Beziehungsfaktoren zurückgehen, sauber von denen zu trennen, die durch die jeweils angewendete Behandlungsmethode verursacht werden. Verschiedene Studien zeigen aber, dass durch die therapeutische Beziehung allein nur etwa 5 % der existierenden Unterschiede im Behandlungserfolg erklärt werden können. Wie gesagt, das soll keineswegs bedeuten, dass eine vertrauensvolle und von Empathie geprägte Arbeitsbeziehung nicht wichtig für eine erfolgreiche Behandlung wäre, aber ihre Funktion scheint eher darin zu bestehen, die Grundlage für eine erfolgreiche Anwendung wirksamer Methoden zu liefern, als selbst wirksam zu sein. Das lässt sich auch daran erkennen, dass es bestimmte Therapieformen, z. B. bestimmte Onlinetherapien, gibt, die ganz ohne direkten therapeutischen Kontakt nachweisbare Erfolge erzielen.

Phase der Psychoedukation und Modellerarbeitung

Diese Phase sollte mit der Vermittlung einiger Informationen zum Thema Furcht durch die Therapeut*innen beginnen. Dabei sollte auf die in Kapitel 1 beschriebenen Symptome von Furchtreaktionen, deren Sinn und evolutionäre Bedeutung eingegangen und auch die von den Patient*innen berichteten Symptome den Ebenen Körper (z. B. „Ich schwitze“), Gedanken (z. B. „Ich könnte ohnmächtig werden“) und Verhalten („Ich renne panisch raus“) zugeordnet werden. Anschließend sollten sich Patient*innen und Therapeut*innen gemeinsam auf die Suche nach individuellen Bedingungsgefügen und Zusammenhängen im Rahmen der jeweiligen phobischen Störung machen, um zu erkennen, welche Prozesse die phobische Störung im spezifischen Fall auslösen und aufrechterhalten. Bei Patient*innen mit Sozialer Phobie gilt es z. B., genau zu erkunden, welche Rolle nach innen gerichtete Aufmerksamkeitsprozesse im Rahmen der Störung spielen, wie es dadurch zur Wahrnehmung bestimmter körperlicher Furchtsymptome kommt und in welcher Weise diese dann z. B. die Erwartung auslösen, von anderen für dumm und inkompetent gehalten zu werden. Dies macht in der Regel erforderlich, dass jüngste Erfahrungen in der phobischen Situation genau besprochen werden und Therapeut*innen und Patient*innen unter Verwendung eines speziellen Situationsanalyse-Schemas zurückliegende Begegnungen mit der phobischen Situation genau unter die Lupe nehmen. Insbesondere wenn solche Erfahrungen z. B. aufgrund von Vermeidung schon sehr weit zurückliegen, kann auch die Planung und Durchführung einer Expositionsübung bereits in dieser Phase sinnvoll sein. Sie dient dann aber zunächst der Identifikation von Zusammenhängen und zugrunde liegenden Prozessen im Rahmen der Phobie und hat noch nicht das Ziel, furchtauslösende Annahmen zu überprüfen. Am Ende dieses Suchprozesses sollten Therapeut*innen und Patient*innen gemeinsam ein individuelles Störungsmodell erarbeitet haben, das zentrale Prozesse und Elemente im Rahmen der phobischen Störung beinhaltet und eine gute Anleitung für die in der nächsten Therapiephase zu realisierenden Interventionen bietet. Darauf aufbauend sollten die Therapeut*innen dann erläutern, welche Behandlungsmöglichkeiten nun zu einer Veränderung der Prozesse führen können, die die Phobie begünstigen, (insbesondere die furchtauslösenden Annahmen spielen hier eine zentrale Rolle) und planen gemeinsam mit den Patient*innen die anstehenden Interventionen.

Interventions- und Expositionsphase

Diese Phase stellt das Herzstück einer jeden verhaltenstherapeutischen Phobiebehandlung dar. Im Kern geht es darum, furchtauslösende Annahmen und Erwartungen zu überprüfen und zu verändern oder z. B. ungünstige Aufmerksamkeitsprozesse und Sicherheitsverhaltensweisen abzubauen. Die bereits in Kapitel 5.1 vorgestellten Expositionsübungen stellen dazu das mit großem Abstand probateste Mittel dar und dürfen deshalb in keiner Interventionsphase einer auf neuesten wissenschaftlichen Erkenntnissen beruhenden Phobiebehandlung fehlen. Neben der bereits beschriebenen In-vivo-Exposition, bei der man sich physisch mit dem angstauslösenden Objekt oder der furchtauslösenden Situation konfrontiert, besteht eine andere Möglichkeit in der gedanklichen oder vorgestellten Exposition, der sogenannten *In-sensu-Exposition*. Dabei stellt man sich die Begegnung mit dem gefürchteten Reiz oder der gefürchteten Situation intensiv vor. Auch In-sensu-Expositionsübungen können insbesondere im Rahmen verhaltenstherapeutischer Behandlungen sehr hilfreich sein, weil mittels bestimmter therapeutischer Techniken in vielen Fällen eine sehr lebhafte und detailreiche Vorstellungserfahrung ermöglicht und „echte" Furcht ausgelöst wird. Das ist z. B. vor allem dann wichtig, wenn die Übung dazu dienen soll, Annahmen im Zusammenhang mit dem eigenen Furchterleben zu überprüfen. Manchmal kann es auch hilfreich sein, die Exposition videogestützt durchzuführen (z. B. im Falle eines gefürchteten ärztlichen Eingriffs, der nicht im Rahmen einer In-vivo-Exposition zuvor simuliert werden kann und bei dem Erfahrungswerte für In-sensu-Expositionsübungen fehlen). Aufgrund jüngster Weiterentwicklungen in der Computertechnologie ist es mittlerweile auch möglich, Expositionserfahrungen mit der angstauslösenden Situation oder dem angstauslösenden Objekt in virtuellen Realitäten (VR-Exposition) zu machen. Es wird nur noch eine Frage der Zeit sein, bis VR-Expositionsprogramme für einige, häufig gefürchtete Situationen (z. B. Höhen) und Objekte (z. B. Spinnen) Einzug in die psychotherapeutische Routineversorgung halten oder sogar in Form von eigenständig durchführbaren Selbstexpositionsprogrammen im Handel erhältlich sind. Noch ist dies aber keine gängige Praxis und viele dieser Programme befinden sich noch in der Entwicklungs- und Erprobungsphase.

Eine traurige Wahrheit ...

Obwohl Expositionsübungen die mit großem Abstand wirksamste Methode zur Behandlung phobischer Ängste darstellen (vgl. Kapitel 5.5), hat eine großangelegte Umfrage jüngst gezeigt, dass viele Verhaltenstherapeut*innen sie viel zu selten oder sogar überhaupt nicht mit ihren Patient*innen durchführen. In Nordrhein-Westfalen gaben nur etwa knapp die Hälfte der befragten Therapeut*innen (45,5 %) an, Exposition bei der Behandlung von Angststörungen, zu denen auch die phobischen Störungen zählen, regelmäßig einzusetzen. Die Gründe dafür wurden in der Befragung ebenfalls erfasst und sind leider wenig überzeugend. So wurden z. B. als häufigste Argumente für die

Unterlassung von Expositionsübungen genannt, dass sie oft mit „aufwändigen Anreisen" verbunden seien, die „nur schwer oder gar nicht mit den Krankenkassen abgerechnet werden können" und dass „rechtliche und Versicherungsaspekte außerhalb der Praxis unklar seien". Wenigstens Letztgenanntes ist nicht zutreffend und selbst, wenn die Durchführung von Expositionsübungen für Therapeut*innen gegenüber reinen „Praxissitzungen" manchmal einige unkomfortable Aspekte beinhalten können, sind sie unverzichtbarer Bestandteil professionell durchgeführter verhaltenstherapeutischer Phobiebehandlungen.

Daher der Tipp: Fragen Sie Ihre*n Therapeut*in noch in Phase 1 vor der eigentlichen Behandlung, ob für sie oder ihn auch außerhäuslich durchgeführte Expositionsbehandlungen bei phobischen Störungen zum Routineangebot gehören und fangen Sie nur bei einem überzeugenden „Ja" auch die Behandlung an.

Die Planung und Durchführung von Expositionsübungen zur Überprüfung furchtauslösender Annahmen sind zwar die wichtigsten, aber nicht die einzigen Interventionsstrategien, die in dieser Behandlungsphase zur Anwendung kommen können. So muss z. B. im Falle der Behandlung einer Spezifischen Phobie vom Blut-, Spritzen- und Verletzungstypus vor der Exposition in vielen Fällen zunächst die Angewandte Anspannung eingeübt werden, um damit die in Kapitel 1 beschriebene überschießende körperliche Gegenregulation zum Schutz vor zu großem Blutverlust zu kontrollieren, die bei den Betroffenen zu typischen Ohnmachtssymptomen führen kann.

Die Angewandte Anspannung bei der Blut-Spritzen-Verletzungsphobie

Aufgrund der im Kasten auf Seite 17 (vgl. Kapitel 1) dargestellten besonderen körperlichen Reaktion im Rahmen der Blut-Spritzen-Verletzungsphobie, die in vielen Fällen mit einer Pulsfrequenzabnahme und einem Blutdruckabfall einhergeht, bietet sich ausschließlich für diese Gruppe phobischer Störungen die Technik der Angewandten Anspannung als hochwirksame Behandlungsstrategie an. Hierbei lernen die Patient*innen, die großen Muskeln insbesondere der Beine und des Pos, manchmal auch gemeinsam mit denen der Arme und des Brustkorbs, mehrmals für einige Sekunden zyklisch anzuspannen (meist werden 5 Zyklen angewandt) und anschließend wieder zu lockern. Dadurch können sie dem Blutdruckabfall vorbeugen und dem Auftreten von Ohnmachtssymptomen entgegenwirken. Um eine optimale Wirksamkeit zu erreichen, sollten die Patient*innen die Angewandte Anspannung in verschiedenen Expositionsübungen, z.B. während der Betrachtung von Bildern mit furchtrelevanten Inhalten, entsprechenden Videoclips und in realen Situationen *(in vivo)*, z.B. im Rahmen eines Impftermins, mit ihren Therapeut*innen einüben. Im eigens zu diesem Thema verfassten Ratgeber von Schienle und Leutgeb (2014) wird die Technik der Angewandten Anspannung noch genauer beschrieben.

Auch die Erarbeitung anderer Kontroll- und Bewältigungsstrategien kann im Einzelfall sinnvoll sein. So kann z.B. die Identifikation und Erarbeitung bestimmter hilfreicher Gedanken im Vorfeld der Exposition dienlich sein, damit Patient*innen sich überhaupt erst trauen, eine Expositionsübung anzugehen. Außerdem hilft es ihnen dabei, Vermeidungsverhalten zu überwinden oder durch die Konzentration auf solche hilfreichen Gedanken die Erwartung widerlegen zu können, dass es garantiert nichts gäbe, womit sie in der gefürchteten Situation ihre Furcht kontrollieren könnten. Wichtig sind dabei allerdings zwei Dinge:

1. Zu keinem Zeitpunkt sollten Betroffene den Eindruck gewinnen, solche Bewältigungsstrategien seien unverzichtbar oder notwendig, um gefährliche oder lebensbedrohliche Furchtsymptome zu kontrollieren, denn Furchtsymptome sind an sich nicht gefährlich (vgl. Kapitel 1.3). Die Strategien können aber manchmal hilfreich sein, um z.B. den Einstieg in die Exposition zu erleichtern oder Momente sehr starker Furcht während der Exposition, die vielleicht ansonsten immer zur Flucht aus der Situation geführt hätten, zu überstehen und dadurch neue Erfahrungen zu ermöglichen.
2. Solche Furchtbewältigungsstrategien sollten nach ihrer Einübung unbedingt mit Expositionsübungen verbunden werden und sind in der Regel unwirksam, wenn sie nur außerhalb der phobischen Situation eingeübt und angewendet werden.

Insbesondere bei der Sozialen Phobie liegen der phobischen Angst oft ein negatives Selbstbild und verzerrte Standards bei der Bewertung eigenen Verhaltens zugrunde, die dann ebenfalls in dieser Phase in den Fokus der Behandlung rücken und durch die Anwendung bestimmter therapeutischer Gesprächsstrategien den Betroffenen besser zugänglich und dadurch prinzipiell auch veränderbar gemacht werden können. Hierzu kann dann auch die Planung weiterer Übungen notwendig sein.

Welche Interventionen zusätzlich zu den Expositionsübungen in dieser Behandlungsphase noch zum Einsatz kommen, ist sowohl abhängig davon, welche phobische Störung behandelt wird, als auch von den individuellen Symptomen und Problemen der jeweiligen Patient*innen. Die hiesigen Ausführungen sind daher keinesfalls als vollständig zu betrachten und können von Fall zu Fall deutlich variieren.

Unabhängig von den im Einzelfall gewählten Behandlungselementen ist die gemeinsame Überwachung der durch sie bewirkten Veränderungen ein wichtiges Kennzeichen der Interventionsphase. Besteht bereits weniger Furcht in der phobischen Situation bzw. bei der Konfrontation mit phobischen Reizen? Hat sich evtl. das Sicherheitsverhalten und ggf. begleitender Substanzkonsum in diesem Zuge reduziert? Wird es teilweise noch angewendet? Welche furchtauslösenden Annahmen haben sich durch die Expositionsübungen bereits verändert und welche bestehen vielleicht weiterhin? Welche weiteren Übungen, auch außerhalb der Therapiesitzungen, könnten dafür hilfreich sein?

Erst wenn Patient*in und Therapeut*in gemeinsam zu der Überzeugung gelangt sind, dass die phobische Furcht und zuvor identifizierte aufrechterhaltende Faktoren vollständig verschwunden oder zumindest nachhaltig gebessert sind, sollte die letzte Behandlungsphase begonnen werden.

Rückfallprophylaxe

Die Phase der Rückfallvorbeugung (Prophylaxe) dient dazu, die Patient*innen für Zeichen einer drohenden Rückkehr in ihre phobische Angst zu sensibilisieren und Strategien zu erarbeiten, wie sie diesen bestmöglich vorbeugen oder ggf. am besten darauf reagieren können. Wiederaufflammende phobische Furchtreaktionen können vorkommen und sind kein Zeichen dafür, dass nun „alles wieder von vorne losgeht" oder die Behandlung nun sogar gescheitert wäre. Die Forschung hat mittlerweile einige Prozesse identifizieren können, die zur Rückkehr eigentlich längst als überwunden geglaubter phobischer Furchtreaktionen führen können. Dazu gehört z.B. ein sehr langes Zeitintervall zwischen zwei Begegnungen mit dem vormals phobischen Reiz.

Auch eine große Abweichung zwischen bestimmten Kontextfaktoren im Rahmen der Konfrontation mit phobischen Reizen während der Expositionsübungen und bei einer späteren Wiederbegegnung (siehe dazu das Spinnenbeispiel in Kapitel 2.2) kann zu einer Furchtrückkehr beitragen. Daher ist es sinnvoll, nach einer abgeschlossenen Phobiebehandlung sehr darauf zu achten, sich zur Aufrechterhaltung des Behandlungserfolgs regelmäßig und in recht kurzen Abständen mit vormals phobischen Situationen und Reizen zu konfrontieren und angstlindernde Erfahrungen zu verfestigen. Wichtig ist auch, dabei darauf zu achten, dass diese Begegnungen immer unter etwas anderen Bedingungen stattfinden, sich die phobischen Situationen und Reize also am besten ein wenig voneinander unterscheiden (z. B. die Art der Spinne, mit der man sich konfrontiert; die Beschaffenheit der sozialen Situation, die man auswählt, um seine Befürchtungen zu testen etc.). Außerdem kann im Rahmen der Rückfallprophylaxe besprochen werden, auf welche Zeichen (z. B. wiederauflebendes Vermeidungsverhalten) man unbedingt achten sollte, um einen drohenden Rückfall zu verhindern und wie man auf diese Zeichen reagieren kann (z. B. eine Expositionsübung planen und dem*der Partner*in dies mitteilen, damit diese*r mit darauf achten kann, dass man sie auch durchführt etc.). Manchmal kann es auch sinnvoll sein, dass Therapeut*innen und Patient*innen vereinbaren, sich noch für einige Zeit in sehr großen Zeitintervallen (z. B. alle drei Monate) zu treffen, um das Fortbestehen der Erfolge aus der Expositionsbehandlung und eventuell bestehende Zeichen für eine Furchtrückkehr zu besprechen.

5.5 Wie wirksam sind verhaltenstherapeutische Phobiebehandlungen?

Sofern die verhaltenstherapeutischen Phobiebehandlungen Exposition beinhalteten, erwiesen sie sich als hochwirksam und wirkten besser als alle anderen psychologischen Behandlungsverfahren ohne Expositionsanteile. Außerdem waren sie substanziell wirksamer als sogenannte Placebobehandlungen, bei denen Psychotherapeut*innen im Rahmen von Wirksamkeitsuntersuchungen ihren Patient*innen z. B. nur Informationen über die Störung vermittelten. Studien konnten zeigen, dass expositionsbasierte Behandlungen zu einem deutlichen Rückgang phobischer Symptome auf allen Erlebensebenen führten, d.h. körperliche Furchtsymptome, furchtauslösende Gedanken und Vermeidungsverhalten gleichsam deutlich reduzierten und bei 70 % bis 80 % der Patient*innen zu völliger Symptomfreiheit führten. Zwei neue Studien, in denen Ultralangzeiteffekte verhaltenstherapeutischer Behandlungen untersucht wurden, zeigen auch fünf und acht Jahre nach Beendigung expositionsbasierter Angstbehandlungen noch eine hohe Effektivität der Behandlung, selbst wenn sie, wie im Falle einer der beiden Studien, sehr kurz war und nur aus fünf Sitzungen bestand. Damit gehören expositionsbasierte Verfahren zu den wirksamsten Behandlungsansätzen in der gesamten Psychotherapie und sind eine große Erfolgsgeschichte dieser Disziplin.

Die Länge einer psychotherapeutischen Phobiebehandlung, d.h. die Anzahl von Behandlungssitzungen (von in der Regel je 50 bis 60 Minuten Länge), die im Einzelfall benötigt werden, um für die Patient*innen einen optimalen Behandlungserfolg zu erreichen, hängt sowohl von der Art der Phobie (die Soziale Phobie und die Agoraphobie erfordern meist etwas längere Behandlungen als eine Spezifische Phobie) als auch der Schwere der phobischen Störung ab und kann daher von Fall zu Fall stark variieren. Aber: In der Regel müssen Phobiebehandlungen nicht lang sein, um zu wirken! Insbesondere im Falle der Spezifischen Phobie ist oft eine erfolgreiche Behandlung in sogar nur einer Sitzung möglich! Solche Ein-Sitzungs-Behandlungen, die in der Regel meistens um die fünf Stunden dauern, wirkten vergleichbar gut wie längere Behandlungen, sind aber deutlich effizienter und ressourcenschonender. Zuletzt wurden an unserem Bochumer Institut auch sogenannte Ein-Sitzungs-Großgruppenbehandlungen entwickelt, an denen viele Menschen mit einer bestimmten phobischen Störung gleichzeitig an nur einem Tag teilnehmen. So haben wir zum Beispiel im Jahr 2019 mit 137 Patient*innen und 29 Therapeut*innen ein Großgruppentraining gegen phobische Flugangst absolviert, das die oben dargestellten Behandlungsphasen beinhaltete und dessen Expositions-Kernstück in einem gemeinsamen 2,5-stündigen Flug über Deutschland mit einem gecharterten Airbus A320 bestand. Ein halbes Jahr nach dieser Behandlung sagten noch 71 % der Teilnehmer*innen, ihre Symptome seien entweder vollständig verschwunden oder hätten sich zumindest so weit gebessert, dass sie wieder problemlos Flugreisen unternehmen können. Die folgenden Bilder aus Großgruppenprogrammen sollen Ihnen einen Eindruck vermitteln, wie eine Exposition im Rahmen einer verhaltenstherapeutischen Phobiebehandlung aussehen kann (vgl. Abbildung 3 bis 6).

Abbildung 3 zeigt einen 5-Stufen-Test, der mit 108 Teilnehmer*innen mit starker Angst vor Spinnen durchgeführt wurde. Vor dem expositionsbasierten, psychologischen Training gegen Spinnenangst, das ca. 2 Stunden dauerte, schafften es viele Teilnehmer*innen nicht, sich dem Tisch mit der Hauswinkelspinne so nah anzunähern, wie es auf dem ersten Foto ersichtlich ist.

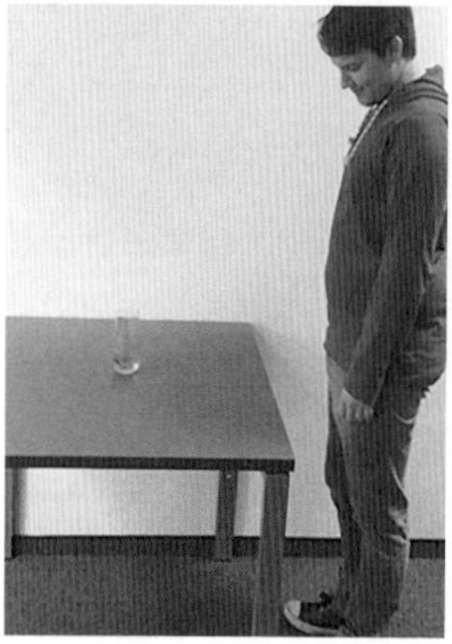

1. Sich einem Tisch nähern, auf dem ein Glas steht, das eine Hauswinkelspinne enthält.

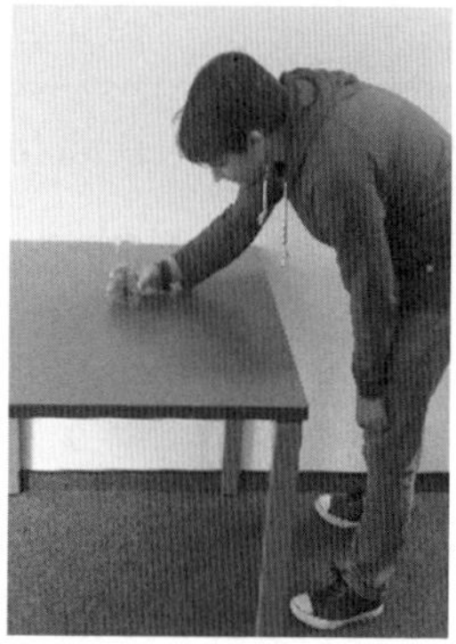

2. Mit einer Hand das Glas umfassen.

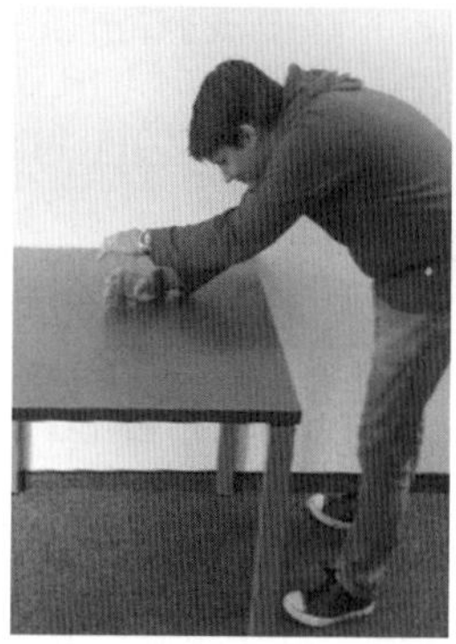

3. Die zweite Hand auf die Glasöffnung legen.

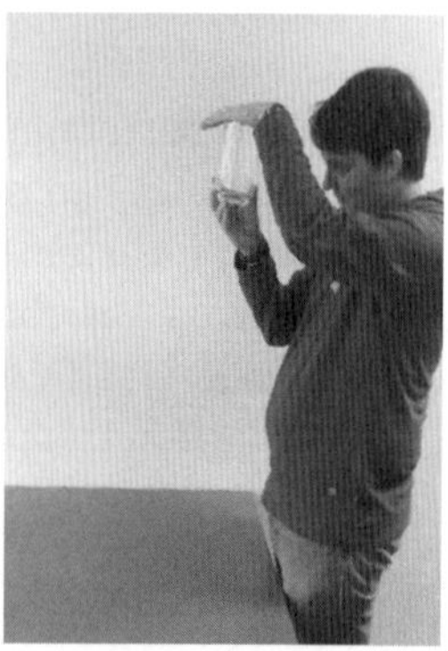

4. Das Glas vor das Gesicht heben.

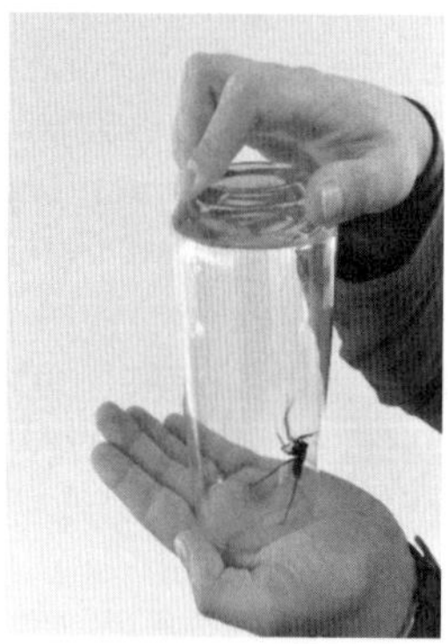

5. Das Glas umdrehen, so dass die Spinne die Hand berührt.

Abbildung 3: Expositionsschritte bei einer Spinnenphobie

Im Durchschnitt meisterten sie vor dem Training nur 0,84 Schritte (der 5 Schritte). Nach dem Training absolvierten die Teilnehmer*innen im Durchschnitt fast 3 Schritte (2,86 Schritte ganz genau) und einige, insgesamt 36 Teilnehmer*innen (30,6 %), konnten sogar alle Schritte ausführen und die Spinne berühren. Wie viele Schritte in diesem Test trauen Sie sich zu?

Abbildung 4 zeigt die 7 Schritte eines Expositionstrainings gegen Zahnbehandlungsphobie. 43 Menschen, die so eine starke Angst vor Zahnbehandlungen hatten, dass sie deswegen an einem ca. 2-stündigen expositionsbasierten psychologischen Training teilnahmen, schafften in diesem Test, den wir 2016 in der Zahnklinik Bochum durchgeführt haben, im Durchschnitt nach der Behandlung mehr als 6 Schritte (6,35 Schritte ganz genau). Allerdings ließen sie auch schon vor dem Training im Durchschnitt 6,19 Schritte zu. Vielleicht weil sie wussten, dass sie in diesem Test keine „echte" zahnärztliche Behandlung zu erwarten hatten?

Abbildung 5 veranschaulicht die 8 Expositionsschritte bei einer Blut-Spritzen-Verletzungsphobie. Der Test wurde 2017 mit 77 Menschen durchgeführt, die wegen starker Angst vor Blut, Spritzen oder Verletzungen an einem 2,5-stündigen expositionsbasierten Training teilgenommen haben. Vor der Behandlung beendeten die Teilnehmer*innen im Durchschnitt nach 5,5 Schritten den Test. Nach der Behandlung war durchschnittlich erst nach 6,9 Schritten Schluss. Insgesamt 33 Teilnehmer*innen (42,9 %) schafften es sogar, bei der eigenen Blutentnahme hinzuschauen.

Im April und Mai 2018 hatten 104 Menschen mit starker Höhenangst die Möglichkeit, an einem Test auf dem Gelände der Feuerwehr Bochum teilzunehmen: Alle sollten vor und nach einem ca. 2-stündigen expositionsbasierten psychologischen Training in Begleitung eines Feuerwehrmanns so weit in die Höhe fahren, wie sie schaffen konnten (vgl. Abbildung 6). Maximal waren 30 Meter möglich. Im Durchschnitt fuhren die Teilnehmer*innen vor dem Training 16,1 Meter hoch, bevor sie „Stopp" sagten. Nach dem Training fuhren sie im Durchschnitt 22 Meter hoch. 51 Teilnehmer*innen (das entspricht 49 % aller Teilnehmer*innen) fuhren nach dem Training sogar bis zur maximalen Höhe von 30 Metern. Sechs Monate nach Ende des Trainings hatten die Teilnehmer*innen erneut die Möglichkeit, den Test zu machen und erreichten im Durchschnitt ziemlich genau die gleiche Höhe wie unmittelbar nach dem Training, nämlich 22,4 Meter. Würden Sie auch einsteigen?

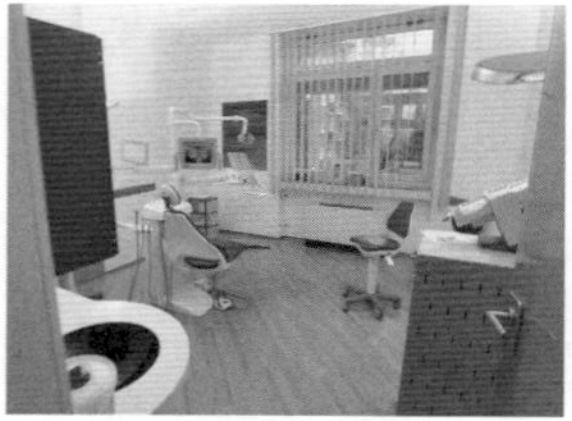

1. Ein Behandlungszimmer betreten.

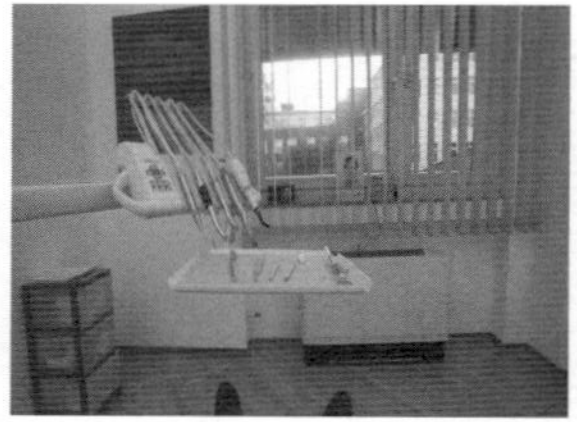

2. Auf dem Behandlungsstuhl Platz nehmen.

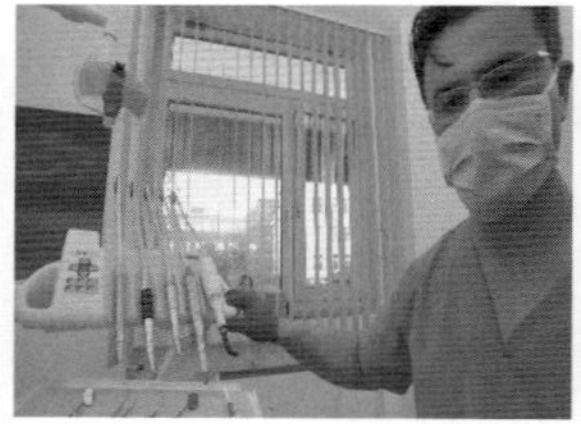

3. Dem Zahnarzt erlauben, den Stuhl in eine horizontale Position zu stellen.

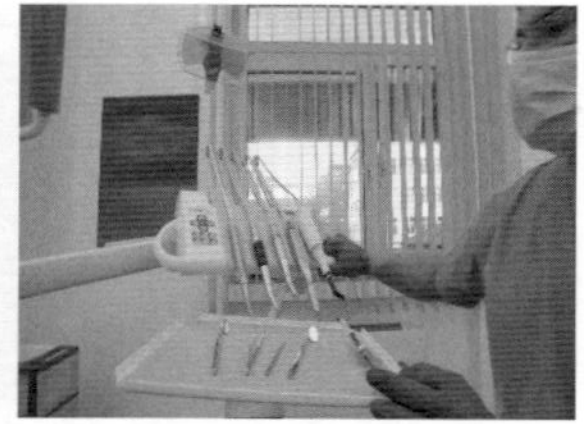

4. Dem Zahnarzt erlauben, ein Tablett mit Zahnbehandlungsutensilien über den Körper zu ziehen.

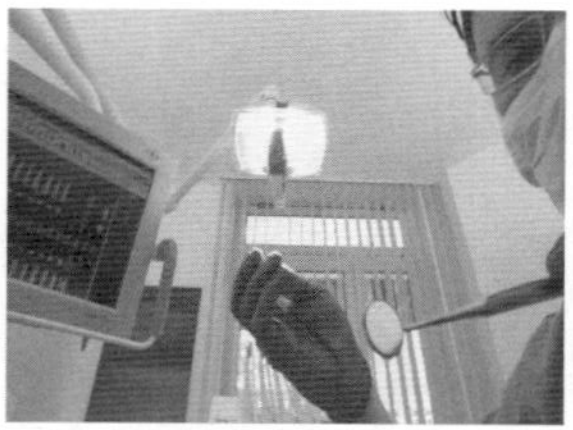

5. Dem Zahnarzt erlauben, mit einem Sichtspiegel in den Mund zu schauen.

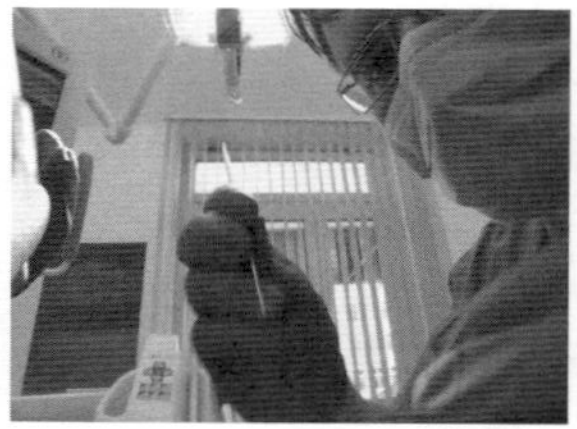

6. Dem Zahnarzt erlauben, mit einer Sonde Zahnstein zu entfernen.

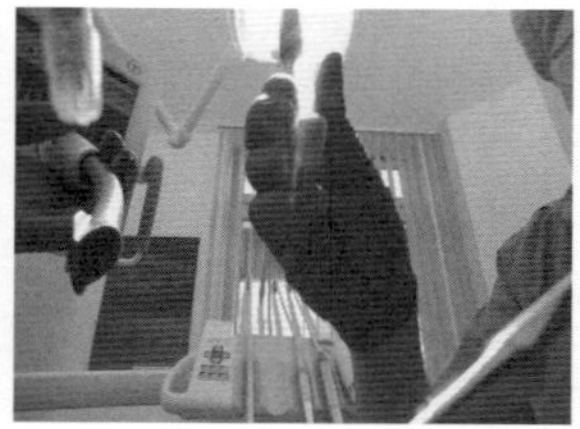

7. Dem Zahnarzt erlauben, einen laufenden Turbinenbohrer in die Mundhöhle zu schieben.

Abbildung 4: Expositionsschritte bei einer Zahnbehandlungsphobie

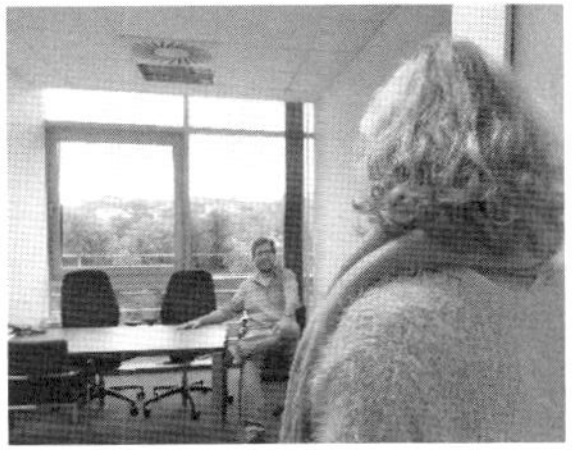

1. Den Raum betreten, in dem eine Blutentnahme stattfinden soll.

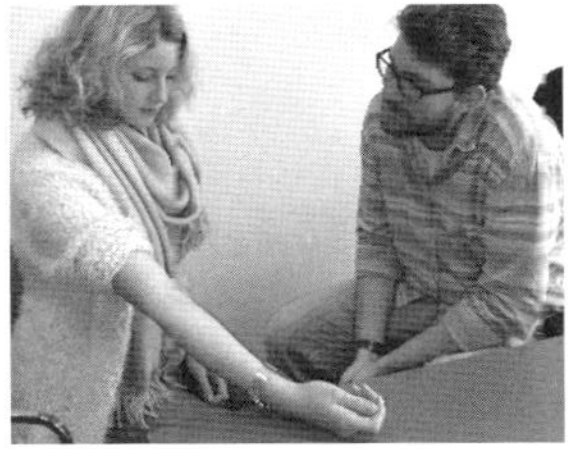

2. Platz nehmen und den Arm freimachen.

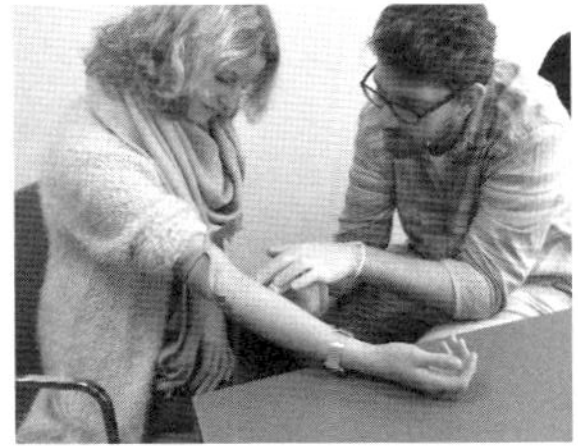

3. Dem Arzt erlauben, eine Vene zu stauen.

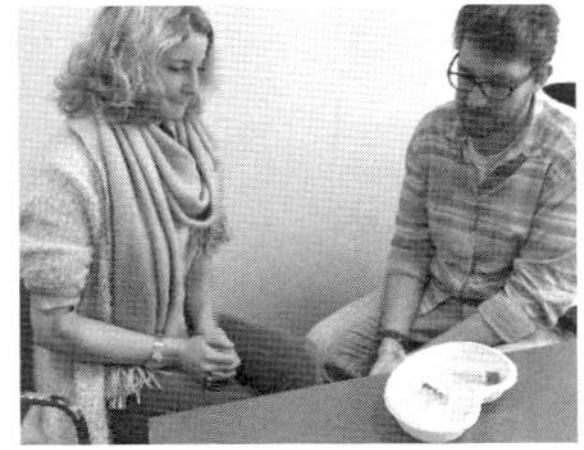

4. Sich die Blutentnahme-utensilien anschauen.

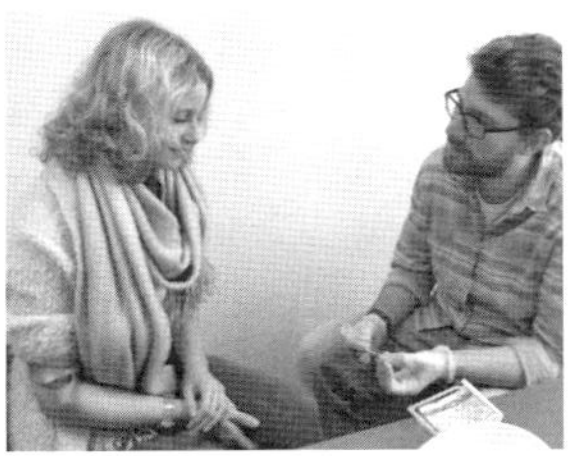

5. Dem Arzt erlauben, die Nadel auszupacken.

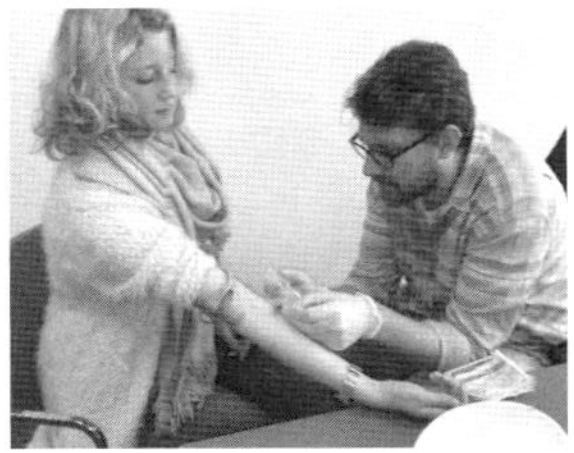

6. Dem Arzt erlauben, die Nadel an die Vene zu legen.

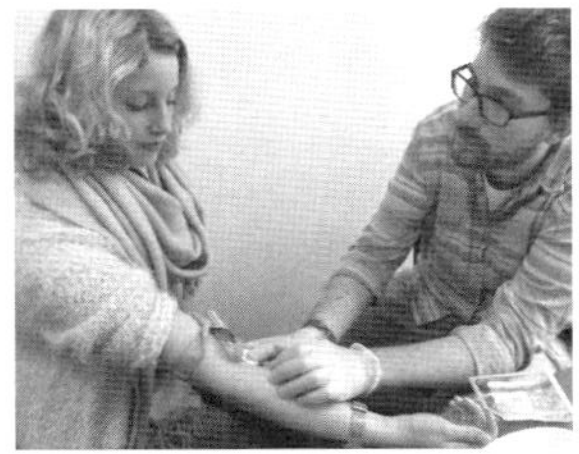

7. Dem Arzt erlauben, die Nadel einzustechen.
8. Dabei zusehen.

Abbildung 5: Expositionsschritte bei einer Blut-Spritzen-Verletzungsphobie

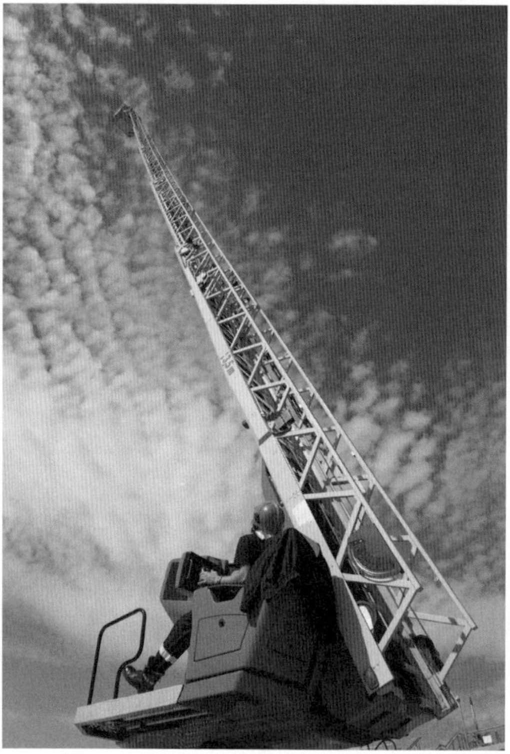

© iStock.com/nightman1965

1. Im Korb einer Feuerwehr-Drehleiter bis zu 30 Meter in die Höhe fahren.

Abbildung 6: Exposition bei Höhenphobie

5.6 Helfen auch Medikamente gegen phobische Ängste?

Wie beschrieben erzielen die meisten Patient*innen mit phobischen Ängsten sehr gute Behandlungsresultate mit kognitiv-verhaltenstherapeutischen Therapiemethoden und insbesondere der Expositionsbehandlung, aber wie bei allen Behandlungsformen gibt es auch Menschen, die davon nicht im gewünschten Umfang profitieren. Inwieweit diesen Patient*innen alternativ eine medikamentöse Behandlung empfohlen werden kann, ist allerdings unklar. Zwar gibt es zwei Studien, in denen nachgewiesen wurde, dass der Einsatz von Escitalopram und Paroxetin, zwei Medikamenten aus der Gruppe der sogenannten Selektiven Serotonin-Wiederaufnahmehemmer (engl. Selective Serotonin Reuptake Inhibitors, SSRIs), die auch bei der Behandlung von Depressionen zum Einsatz kommen, subjektive Furchtsymptome von Menschen mit Phobien deutlicher reduzierte als ein Placebopräparat, aber dieser Unterschied war recht klein und es gab vergleichsweise wenige Studienteilnehmer*innen.

Ein weiterer wichtiger Unterschied zwischen medikamentösen und verhaltenstherapeutischen Behandlungen besteht darin, dass man bei medikamentösen Behandlungen in aller Regel nach dem Ende der Therapie auch das Ende der therapeutischen Wirkung beobachtet. Nach Absetzen der Medikamente verschwindet die angstreduzierende Wirkung meist sehr schnell und oft ist bereits wenige Wochen später kein Unterschied mehr zwischen mit Medikamenten behandelten und unbehandelten Patient*innen hinsichtlich ihrer phobischen Angst zu finden. Dies ist bei einer verhaltenstherapeutischen bzw. expositionsbasierten Behandlung nicht der Fall. Hier zeigen Studien langfristige Effekte auf die phobische Angst, in vielen Fällen auch noch Jahre nach Abschluss der Behandlung, wie in Kapitel 5.5 erläutert.

Unter ganz bestimmten Bedingungen und in Ausnahmesituationen kann jedoch die Einnahme von Medikamenten aus der Gruppe der sogenannten Benzodiazepine, wie z.B. Midazolam oder Lorazepam, für Menschen mit Phobien erwogen werden. Durch die Einnahme dieser Präparate kann die Intensität der phobischen Furchtreaktion kurzzeitig abgeschwächt oder sogar vollständig ausgeschaltet werden. Dies kann z.B. hilfreich sein, wenn eine unaufschiebbare Flugreise oder ein wichtiger (Zahn-)Arztbesuch anstehen und diese aufgrund ansonsten unüberwindbarer Vermeidung oder extremer Furcht nicht möglich wären. Benzodiazepine haben aber nachweislich keine angstreduzierende Wirkung über die jeweilige Situation hinaus. Im Gegenteil: Mittelfristig scheint sich ihr Einsatz sogar eher ungünstig auf die phobische Angst auszuwirken, wahrscheinlich weil durch ihren Einsatz neue, angstlindernde Erfahrungen in gefürchteten Situationen schlechter ins Gedächtnis integriert werden können. Darüber hinaus machen diese Medikamente bei wiederholter Anwendung sehr leicht abhängig! Ihr Einsatz sollte sehr kurz und auf diese Ausnahmen reduziert bleiben.

Natürlich sind Benzodiazepine verschreibungspflichtig und ihre Einnahme sollte unbedingt von Ärzt*innen verordnet und streng kontrolliert werden. Leider werden diese Medikamente jedoch nicht nur oft länger als notwendig und auch weit über den hier beschriebenen Anwendungsbereich hinaus verordnet. Wir hören nicht selten von unseren Patient*innen, dass Ärzt*innen ihnen eine Packung Benzodiazepine mit dem Hinweis verschrieben hätten, dass diese nur einzunehmen seien, wenn die Patient*innen „wirklich nicht mehr können". Dies ist aber definitiv gefährlich, denn Menschen mit schweren Phobien und anderen Angststörungen wähnen sich leider recht oft genau an diesem Punkt, aber schon nach wenigen wiederholten Einnahmen können eine Abhängigkeit und infolge körperliche Entzugssymptome auftreten. Außerdem entsteht noch ein weiteres Problem: die psychische Abhängigkeit. Wenn Menschen immer in Situationen, die sie ansonsten nicht glauben bewältigen zu können, auf ein Medikament zurückgreifen, lässt das bei ihnen schnell die Überzeugung wachsen, auf dieses Medikament absolut angewiesen zu sein. Man kann sich also immer weniger vorstellen, die Furchtsituation auch ohne Medikamenteneinsatz bewältigen zu können und hat leider ja auch gar nicht mehr die Chance dazu, diesen Eindruck zu widerlegen. Nach seriösen Schätzungen gibt es bis zu 1,6 Millionen Benzodiazepin-Abhängige in Deutschland und nicht wenige davon gehen auf problematisches Einnahmeverhalten im Zusammenhang mit Angststörungen zurück. Die Anwendung dieser Behandlungsstrategie sollte also unbedingt auf den beschriebenen Bereich beschränkt bleiben!

5.7 Ist es sinnvoll, eine Verhaltenstherapie mit einer medikamentösen Therapie zu kombinieren?

Getreu dem Motto „Viel hilft viel" gibt es noch viele Psychiater*innen und Psychotherapeut*innen, die die Kombination von psychologischer und pharmakologischer Behandlung bei Angst- bzw. phobischen Störungen für sinnvoll halten und ihren Patient*innen dazu raten. Bemerkenswerterweise zeigen viele Studien jedoch, dass eine Kombinationstherapie gar keinen zusätzlichen (additiven) Effekt zur Expositionsbehandlung hat. Derartige Kombinationstherapien wurden am besten bei Agoraphobie und Panikstörung untersucht. Tatsächlich funktionierte die Kombination aus Expositionsbehandlung und Medikamenten in der Behandlung von phobischen Ängsten sogar weniger gut als Exposition allein. Das ist auch erklärbar, denn genau wie das vielfach erwähnte Sicherheitsverhalten führt die Einnahme eines Medikaments oft dazu, dass am Ende einer Expositionsübung nicht klar ist, ob es vielleicht nur durch die Wirkung des Präparats nicht zu einem gefürchteten Ereignis (z. B. einer Herzattacke) während der Exposition gekommen ist. So wird den Patient*innen die Möglichkeit genommen, sich durch die Expositionsübung davon zu überzeugen, dass Furcht generell nicht zu einer Herzattacke führen kann.

Umgekehrt konnte aber gezeigt werden, dass sich die Behandlungseffekte von nur mit Medikamenten behandelten Patient*innen langfristig verbesserten, wenn sie zusätzlich noch eine Expositionsbehandlung erhielten. Um den Wert solcher Kombinationstherapien vollumfänglich zu beurteilen, müssen allerdings auch die potenziellen unerwünschten Wirkungen der zusätzlichen Pharmakotherapie berücksichtigt werden. Diese Risiken sowie der bereits erwähnte, begrenzte Nutzen von Medikamenten zur Behandlung phobischer Störungen sprechen gegen die routinemäßige Verabreichung von Medikamenten für Patient*innen mit diesem Problem, die bereits eine Expositionsbehandlung erhalten.

Auch die Langzeitbefunde zur Behandlung von phobischen Störungen sprechen deutlich gegen die Kombination von Medikamenten mit Methoden der Verhaltenstherapie. Entgegen häufigen Behauptungen ist die Kombination von Psychotherapie und Psychopharmaka also keinesfalls der Königsweg der Behandlung phobischer Störungen.

6 Schlusswort

Dem ehemaligen US-Präsidenten Franklin D. Roosevelt wird die berühmte Aussage zugeschrieben: *„Wir haben nichts zu befürchten außer die Furcht selbst"*. Vor dem Hintergrund seines politischen Ziels, die zu jener Zeit rezessionsgebeutelten Amerikaner auf seinen „New Deal" und die damit verbundenen weitreichenden gesellschaftlichen Konsequenzen vorzubereiten, ergibt diese Aussage natürlich Sinn. Aus psychotherapeutischer Sicht muss ihr jedoch – wenigstens in Teilen – widersprochen werden. Natürlich, die Angst vor der Angst ist ein zentrales Merkmal vieler Angststörungen, wie in diesem Band z. B. im Zusammenhang mit der Agoraphobie und der sie häufig begleitenden Panikstörung ja auch angesprochen wurde. Der aus dem Zitat naheliegende Schluss, das Erleben von Angst und Furcht an sich sei problematisch, ist aber grundfalsch. Im Gegenteil: Angst und aus ihr resultierende situative Furchtreaktionen sind sinnvoll und notwendig und wir brauchen sie für unser Leben. „Gesunde Furcht" bedeutet nichts anderes, als in Bedrohungssituationen das „Richtige" zu fühlen, zu denken und zu tun, nämlich das, was unsere Gesundheit und unser Leben am besten schützt. Außerdem hilft sie uns, z. B. durch das mit ihr verbundene Vermeidungsverhalten, im Anschluss an negative Erlebnisse zukünftig keine unnötigen Risiken einzugehen.

Erst wenn die Furcht, die in ihrer Intensität und Erscheinung normalerweise sehr genau zum Level und der Schwere der Bedrohungslage passt, immer wieder in einer unangemessenen Stärke auftritt und Folgeprobleme aus der Furcht oder der Vermeidung resultieren (wir haben das in Kapitel 1 beschrieben), kann sie krankhaft d. h. phobisch werden. Sie tun daher vollkommen recht daran, etwas zu unternehmen und phobische Furcht zu bekämpfen bzw. eine Therapie zu beginnen, wenn Sie nach dem Lesen dieses Ratgebers zu dem Eindruck gelangt sind (oder in diesem Eindruck bestärkt wurden), Ihre Angst in bestimmten Situationen oder der Begegnung mit bestimmten Reizen oder Tieren sei phobisch.

Aber egal für welchen Weg Sie sich entscheiden, bedenken Sie bitte, dass Veränderungen und das Lösen von (Angst-)Problemen, insbesondere wenn sie schon länger bestehen, normalerweise nicht über Nacht passieren, sondern etwas Übung, Ausdauer und vor allem Milde im Umgang mit vermeintlichen Rückschlägen erfordern. Meist verläuft der Weg heraus aus der phobischen Störung nicht stetig nur in eine Richtung, sondern ist auch durch das Überwinden von Rückschlägen und Schwierigkeiten gekennzeichnet. „Am Ball" zu bleiben, nicht zu verzweifeln und angstmachende Annahmen und Erwartungen immer wieder zu identifizieren, in phobischen Situationen zu testen und herauszufordern, auch dann, wenn sie, eigentlich schon längst als überwunden geglaubt, sich nach längerer Zeit erneut melden, bringt dann oft den langfristigen Erfolg.

Falls wir Ihnen etwas Mut machen konnten, den Kampf gegen die phobische Angst selbstständig oder mit professioneller Unterstützung aufzunehmen, sind wir dafür dankbar. Wir freuen uns aber auch darüber, wenn Sie die Informationen in diesem Buch interessiert haben, Sie sie aber erst einmal noch ein wenig auf sich wirken lassen möchten und sich noch nicht entschieden haben, ob Sie Ihr Angstproblem angehen wollen. Dieser Ratgeber läuft ja nicht weg, Sie können ihn auch später nochmal aufschlagen. Und bedenken Sie: Ohne Angst gäbe es gar keinen Mut. Sie haben also alle Voraussetzungen ein mutiger Mensch zu sein.

Literatur

Zitierte Literatur

Consbruch, K. von & Stangier, U. (2021). *Ratgeber Soziale Phobie: Informationen für Betroffene und Angehörige* (2. Aufl.). Göttingen: Hogrefe. https://doi.org/10.1026/02975-000

Schienle, A. & Leutgeb, V. (2014). *Angst vor Blut und Spritzen: Ein Ratgeber für Betroffene und Angehörige* (Band 29). Göttingen: Hogrefe.

Literaturempfehlungen

Fydrich, T. (2018). Soziale Phobie. In J. Margraf & S. Schneider (Hrsg.), *Lehrbuch der Verhaltenstherapie, Band 2: Psychologische Therapie bei Indikationen im Erwachsenenalter* (S. 49–66). Berlin: Springer.

Margraf, J. & Schneider, S. (2018). Panikstörung und Agoraphobie. In J. Margraf & S. Schneider (Hrsg.), *Lehrbuch der Verhaltenstherapie, Band 2: Psychologische Therapie bei Indikationen im Erwachsenenalter* (S. 3–27). Berlin: Springer.

Wannemüller, A. (2018). Spezifische Phobien. In J. Margraf & S. Schneider (Hrsg.), *Lehrbuch der Verhaltenstherapie, Band 2: Psychologische Therapie bei Indikationen im Erwachsenenalter* (S. 29–47). Berlin: Springer.

Buchtipps

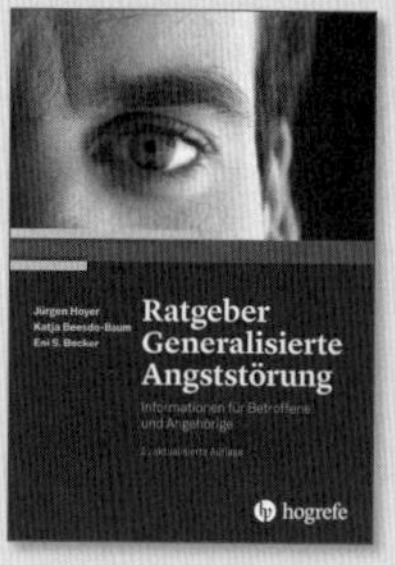

Jürgen Hoyer et al.
Ratgeber Generalisierte Angststörung
Informationen für Betroffene und Angehörige

(Reihe: „Ratgeber zur Reihe Fortschritte der Psychotherapie“, Bd. 15)
2., akt. Aufl. 2016,
81 Seiten, Kleinformat,
€ 9,95 (DE) / € 10,30 (AT) / CHF 13.50
ISBN 978-3-8017-2708-6
Auch als eBook erhältlich

Dieser Ratgeber richtet sich an Personen, die ihre Sorgen nicht mehr „im Griff haben“. Sie erhalten Informationen dazu, welche Wege es gibt, sich von einem solchen „Stil“ des andauernden „Gedankenmachens“ zu befreien.

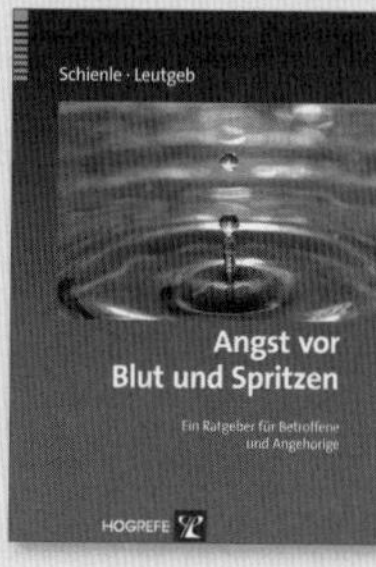

Anne Schienle / Verena Leutgeb
Angst vor Blut und Spritzen
Ein Ratgeber für Betroffene und Angehörige

(Reihe: „Ratgeber zur Reihe Fortschritte der Psychotherapie“, Bd. 29)
2014, 59 Seiten,
Kleinformat,
€ 8,95 (DE) / € 9,20 (AT) / CHF 13.50
ISBN 978-3-8017-2596-9
Auch als eBook erhältlich

Der Ratgeber informiert über die Möglichkeiten der Selbsthilfe bei einer Blut-Spritzen-Verletzungsphobie.

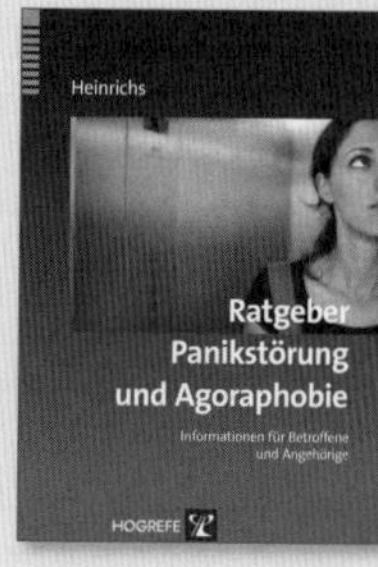

Nina Heinrichs
Ratgeber Panikstörung und Agoraphobie
Informationen für Betroffene und Angehörige

(Reihe: „Ratgeber zur Reihe Fortschritte der Psychotherapie“, Bd. 14)
2007, 108 Seiten,
Kleinformat,
€ 12,95 (DE) / € 13,40 (AT) / CHF 18.90
ISBN 978-3-8017-1986-9
Auch als eBook erhältlich

Der Ratgeber liefert verständliche Informationen zur Panikstörung sowie zur Agoraphobie und zeigt Wege auf, wie Betroffene ihre Ängste bewältigen können.

www.hogrefe.com

hogrefe